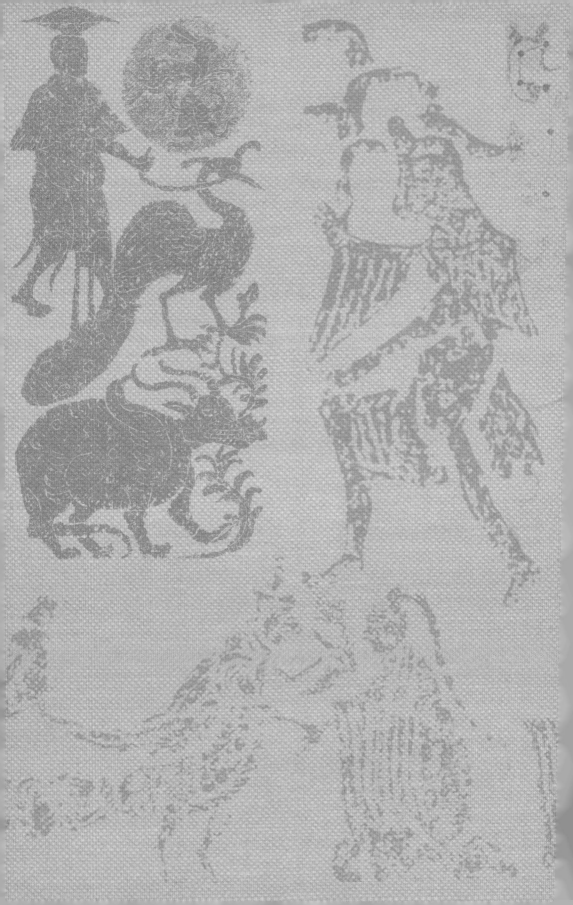

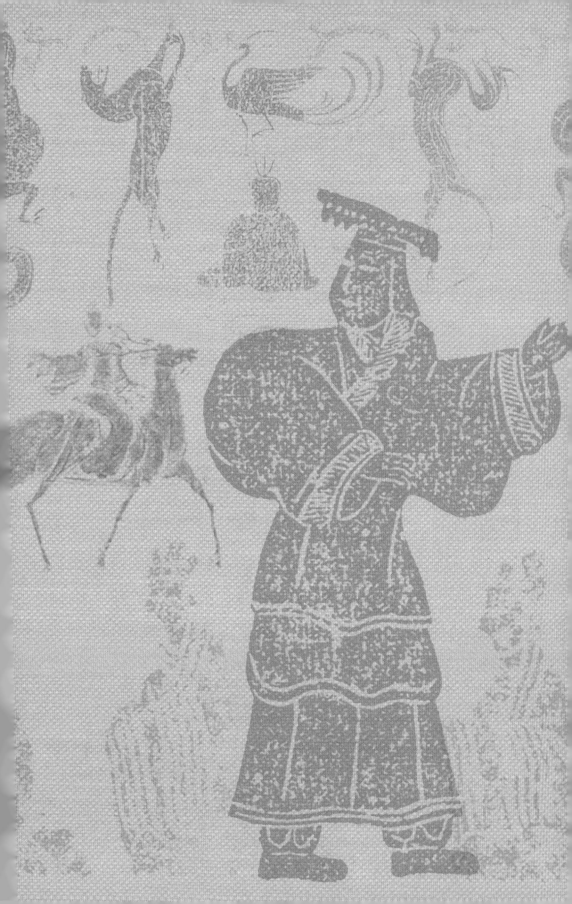

中国古医籍整理丛书

脏腑证治图说
人镜经

佚名　著

明·钱雷　增补

鲍健欣　校注

中国中医药出版社

·北　京·

图书在版编目（CIP）数据

脏腑证治图说人镜经/佚名著；（明）钱雷增补；鲍健欣校注．
—北京：中国中医药出版社，2016.11（2024.12重印）
（中国古医籍整理丛书）
ISBN 978 - 7 - 5132 - 3251 - 7

Ⅰ.①脏… Ⅱ.①佚… ②钱… ③鲍… Ⅲ.①经脉 - 研究
Ⅳ.①R224.1

中国版本图书馆 CIP 数据核字（2016）第 065866 号

中 国 中 医 药 出 版 社 出 版
北京经济技术开发区科创十三街 31 号院二区 8 号楼
邮政编码　100176
传真　010 64405721
北京盛通印刷股份有限公司印刷
各地新华书店经销

*

开本 710 × 1000　1/16　印张 14.5　字数 95 千字
2016 年 11 月第 1 版　2024 年 12 月第 3 次印刷
书　号　ISBN 978 - 7 - 5132 - 3251 - 7

*

定价　45.00 元
网址　www.cptcm.com

国家中医药管理局
中医药古籍保护与利用能力建设项目
组织工作委员会

主 任 委 员 王国强

副 主 任 委 员 王志勇　李大宁

执 行 主 任 委 员 曹洪欣　苏钢强　王国辰　欧阳兵

执行副主任委员 李　昱　武　东　李秀明　张成博

委　　　　员

各省市项目组分管领导和主要专家

（山东省）武继彪　欧阳兵　张成博　贾青顺

（江苏省）吴勉华　周仲瑛　段金廒　胡　烈

（上海市）张怀琼　季　光　严世芸　段逸山

（福建省）阮诗玮　陈立典　李灿东　纪立金

（浙江省）徐伟伟　范永升　柴可群　盛增秀

（陕西省）黄立勋　呼　燕　魏少阳　苏荣彪

（河南省）夏祖昌　刘文第　韩新峰　许敬生

（辽宁省）杨关林　康廷国　石　岩　李德新

（四川省）杨殿兴　梁繁荣　余曙光　张　毅

各项目组负责人

王振国（山东省）　王旭东（江苏省）　张如青（上海市）

李灿东（福建省）　陈勇毅（浙江省）　焦振廉（陕西省）

蔡永敏（河南省）　鞠宝兆（辽宁省）　和中浚（四川省）

项目专家组

顾　问　马继兴　张灿玾　李经纬
组　长　余瀛鳌
成　员　李致忠　钱超尘　段逸山　严世芸　鲁兆麟
　　　　郑金生　林端宜　欧阳兵　高文柱　柳长华
　　　　王振国　王旭东　崔　蒙　严季澜　黄龙祥
　　　　陈勇毅　张志清

项目办公室（组织工作委员会办公室）

主　任　王振国　王思成
副主任　王振宇　刘群峰　陈榕虎　杨振宁　朱毓梅
　　　　刘更生　华中健
成　员　陈丽娜　邱　岳　王　庆　王　鹏　王春燕
　　　　郭瑞华　宋咏梅　周　扬　范　磊　张永泰
　　　　罗海鹰　王　爽　王　捷　贺晓路　熊智波
秘　书　张丰聪

前 言

中医药古籍是传承中华优秀文化的重要载体，也是中医学传承数千年的知识宝库，凝聚着中华民族特有的精神价值、思维方法、生命理论和医疗经验，不仅对于传承中医学术具有重要的历史价值，更是现代中医药科技创新和学术进步的源头和根基。保护和利用好中医药古籍，是弘扬中国优秀传统文化、传承中医学术的必由之路，事关中医药事业发展全局。

1949 年以来，在政府的大力支持和推动下，开展了系统的中医药古籍整理研究。1958 年，国务院科学规划委员会古籍整理出版规划小组在北京成立，负责指导全国的古籍整理出版工作。1982 年，国务院古籍整理出版规划小组召开全国古籍整理出版规划会议，制定了《古籍整理出版规划（1982—1990）》，卫生部先后下达了两批 200 余种中医古籍整理任务，掀起了中医古籍整理研究的新高潮，对中医文化与学术的弘扬、传承和发展，发挥了极其重要的作用，产生了不可估量的深远影响。

2007 年《国务院办公厅关于进一步加强古籍保护工作的意见》明确提出进一步加强古籍整理、出版和研究利用，以及

"保护为主、抢救第一、合理利用、加强管理"的方针。2009年《国务院关于扶持和促进中医药事业发展的若干意见》指出，要"开展中医药古籍普查登记，建立综合信息数据库和珍贵古籍名录，加强整理、出版、研究和利用"。《中医药创新发展规划纲要（2006—2020）》强调继承与创新并重，推动中医药传承与创新发展。

2003~2010年，国家财政多次立项支持中国中医科学院开展针对性中医药古籍抢救保护工作，在中国中医科学院图书馆设立全国唯一的行业古籍保护中心，影印抢救濒危珍本、孤本中医古籍1640余种；整理发布《中国中医古籍总目》；遴选351种孤本收入《中医古籍孤本大全》影印出版；开展了海外中医古籍目录调研和孤本回归工作，收集了11个国家和2个地区137个图书馆的240余种书目，基本摸清流失海外的中医古籍现状，确定国内失传的中医药古籍共有220种，复制出版海外所藏中医药古籍133种。2010年，国家财政部、国家中医药管理局设立"中医药古籍保护与利用能力建设项目"，资助整理400余种中医药古籍，并着眼于加强中医药古籍保护和研究机构建设，培养中医古籍整理研究的后备人才，全面提高中医药古籍保护与利用能力。

在此，国家中医药管理局成立了中医药古籍保护和利用专家组和项目办公室，专家组负责项目指导、咨询、质量把关，项目办公室负责实施过程的统筹协调。专家组成员对古籍整理研究具有丰富的经验，有的专家从事古籍整理研究长达70余年，深知中医药古籍整理研究的重要性、艰巨性与复杂性，履行职责认真务实。专家组从书目确定、版本选择、点校、注释等各方面，为项目实施提供了强有力的专业指导。老一辈专家的学术水平和智慧，是项目成功的重要保证。项目承担单位山东中医药大学、南京中医药大学、上海中医药大学、福建中医药大学、浙江省中医药研究院、陕西省中医药研究院、河南省中医药研究院、辽宁中医药大学、成都中医药大学及所在省市中医药管理部门精心组织，充分发挥区域间互补协作的优势，并得到承担项目出版工作的中国中医药出版社大力配合，全面推进中医药古籍保护与利用网络体系的构建和人才队伍建设，使一批有志于中医学术传承与古籍整理工作的人才凝聚在一起，研究队伍日益壮大，研究水平不断提高。

本着"抢救、保护、发掘、利用"的理念，该项目重点选择近60年未曾出版的重要古医籍，综合考虑所选古籍的保护价值、学术价值和实用价值。400余种中医药古籍涵盖了医经、基础理论、诊法、伤寒金匮、温病、本草、方书、内科、外科、女科、儿科、伤科、眼科、咽喉口齿、针灸推拿、养生、医案医话医论、医史、临证综合等门类，跨越唐、宋、金元、明以迄清末。全部古籍均按照项目办公室组织完成的行业标准《中医古籍整理规范》及《中医药古籍整理细则》进行整理校注，绝大多数中医药古籍是第一次校注出版，一批孤本、稿本、抄本更是首次整理面世。对一些重要学术问题的研究成果，则集中收录于各书的"校注说明"或"校注后记"中。

"既出书又出人"是本项目追求的目标。近年来，中医药古籍整理工作形势严峻，老一辈逐渐退出，新一代普遍存在整理研究古籍的经验不足、专业思想不坚定等问题，使中医古籍整理面临人才流失严重、青黄不接的局面。通过本项目实施，搭建平台，完善机制，培养队伍，提升能力，经过近5年的建设，锻炼了一批优秀人才，老中青三代齐聚一堂，有效地稳定了研究队伍，为中医药古籍整理工作的开展和中医文化与学术的传承提供必备的知识和人才储备。

本项目的实施与《中国古医籍整理丛书》的出版，对于加强中医药古籍文献研究队伍建设、建立古籍研究平台，提高古籍整理水平均具有积极的推动作用，对弘扬我国优秀传统文化，推进中医药继承创新，进一步发挥中医药服务民众的养生保健与防病治病作用将产生深远影响。

第九届、第十届全国人大常委会副委员长许嘉璐先生，国家卫生计生委副主任、国家中医药管理局局长、中华中医药学会会长王国强先生，我国著名医史文献专家、中国中医科学院马继兴先生在百忙之中为丛书作序，我们深表敬意和感谢。

由于参与校注整理工作的人员较多，水平不一，诸多方面尚未臻完善，希望专家、读者不吝赐教。

国家中医药管理局中医药古籍保护与利用能力建设项目办公室

二〇一四年十二月

许 序

"中医"之名立，迄今不逾百年，所以冠以"中"字者，以别于"洋"与"西"也。慎思之，明辨之，斯名之出，无奈耳，或亦时人不甘泯没而特标其犹在之举也。

前此，祖传医术（今世方称为"学"）绵延数千载，救民无数；华夏屡遭时疫，皆仰之以度困厄。中华民族之未如印第安遭染殖民者所携疾病而族灭者，中医之功也。

医兴则国兴，国强则医强。百年运衰，岂但国土肢解，五千年文明亦不得全，非遭泯灭，即蒙冤扭曲。西方医学以其捷便速效，始则为传教之利器，继则以"科学"之冕畅行于中华。中医虽为内外所夹击，斥之为蒙昧，为伪医，然四亿同胞衣食不保，得获西医之益者甚寡，中医犹为人民之所赖。虽然，中国医学日益陵替，乃不可免，势使之然也。呜呼！覆巢之下安有完卵？

嗣后，国家新生，中医旋即得以重振，与西医并举，探寻结合之路。今也，中华诸多文化，自民俗、礼仪、工艺、戏曲、历史、文学，以至伦理、信仰，皆渐复起，中国医学之兴乃属必然。

迄今中医犹为国家医疗系统之辅，城市尤甚。何哉？盖一则西医赖声、光、电技术而于20世纪发展极速，中医则难见其进。二则国人惊羡西医之"立竿见影"，遂以为其事事胜于中医。然西医已自觉将入绝境：其若干医法正负效应相若，甚或负远逾于正；研究医理者，渐知人乃一整体，心、身非如中世纪所认定为二对立物，且人体亦非宇宙之中心，仅为其一小单位，与宇宙万象万物息息相关。认识至此，其已向中国医学之理念"靠拢"矣，虽彼未必知中国医学何如也。唯其不知中国医理何如，纯由其实践而有所悟，益以证中国之认识人体不为伪，亦不为玄虚。然国人知此趋向者，几人？

国医欲再现宋明清高峰，成国中主流医学，则一须继承，一须创新。继承则必深研原典，激清汰浊，复吸纳西医及我藏、蒙、维、回、苗、彝诸民族医术之精华；创新之道，在于今之科技，既用其器，亦参照其道，反思己之医理，审问之，笃行之，深化之，普及之，于普及中认知人体及环境古今之异，以建成当代国医理论。欲达于斯境，或需百年欤？予恐西医既已醒悟，若加力吸收中医精粹，促中医西医深度结合，形成21世纪之新医学，届时"制高点"将在何方？国人于此转折之机，能不忧虑而奋力乎？

予所谓深研之原典，非指一二习见之书、千古权威之作；就医界整体言之，所传所承自应为医籍之全部。盖后世名医所著，乃其秉诸前人所述，总结终生行医用药经验所得，自当已成今世、后世之要籍。

盛世修典，信然。盖典籍得修，方可言传言承。虽前此50余载已启医籍整理、出版之役，惜旋即中辍。阅20载再兴整理、出版之潮，世所罕见之要籍千余部陆续问世，洋洋大观。

今复有"中医药古籍保护与利用能力建设"之工程，集九省市专家，历经五载，董理出版自唐迄清医籍，都400余种，凡中医之基础医理、伤寒、温病及各科诊治、医案医话、推拿本草，俱涵盖之。

噫！璐既知此，能不胜其悦乎？汇集刻印医籍，自古有之，然孰与今世之盛且精也！自今而后，中国医家及患者，得览斯典，当于前人益敬而畏之矣。中华民族之屡经灾难而益蕃，乃至未来之永续，端赖之也，自今以往岂可不后出转精乎？典籍既蜂出矣，余则有望于来者。

谨序。

第九届、十届全国人大常委会副委员长

许嘉璐

二〇一四年冬

王 序

中医学是中华民族在长期生产生活实践中，在与疾病作斗争中逐步形成并不断丰富发展的医学科学，是中国古代科学的瑰宝，为中华民族的繁衍昌盛作出了巨大贡献，对世界文明进步产生了积极影响。时至今日，中医学作为我国医学的特色和重要医药卫生资源，与西医学相互补充、相互促进、协调发展，共同担负着维护和促进人民健康的任务，已成为我国医药卫生事业的重要特征和显著优势。

中医药古籍在存世的中华古籍中占有相当重要的比重，不仅是中医学术传承数千年最为重要的知识载体，也是中医为中华民族繁衍昌盛发挥重要作用的历史见证。中医药典籍不仅承载着中医的学术经验，而且蕴含着中华民族优秀的思想文化，凝聚着中华民族的聪明智慧，是祖先留给我们的宝贵物质财富和精神财富。加强对中医药古籍的保护与利用，既是中医学发展的需要，也是传承中华文化的迫切要求，更是历史赋予我们的责任。

2010 年，国家中医药管理局启动了中医药古籍保护与利用能力建设项目。这既是传承中医药的重要工程，也是弘扬优秀民族文化的重要举措，不仅能够全面推进中医药的有效继承和创新发展，为维护人民健康做出贡献，也能够彰显中华民族的璀璨文化，为实现中华民族伟大复兴的中国梦作出贡献。

相信这项工作一定能造福当今，嘉惠后世，福泽绵长。

国家卫生和计划生育委员会副主任

国家中医药管理局局长

中华中医药学会会长

王国强

二〇一四年十二月

马 序

马
序

新中国成立以来，党和国家高度重视中医药事业发展，重视古籍的保护、整理和研究工作。自 1958 年始，国务院先后成立了三届古籍整理出版规划小组，分别由齐燕铭、李一氓、匡亚明担任组长，主持制订了《整理和出版古籍十年规划（1962—1972）》《古籍整理出版规划（1982—1990）》《中国古籍整理出版十年规划和"八五"计划（1991—2000）》等，而第三次规划中医药古籍整理即纳入其中。1982 年 9 月，卫生部下发《1982—1990 年中医古籍整理出版规划》，1983 年 1 月，中医古籍整理出版办公室正式成立，保证了中医古籍整理出版规划的实施。2002 年 2 月，《国家古籍整理出版"十五"（2001—2005）重点规划》经新闻出版署和全国古籍整理出版规划领导小组批准，颁布实施。其后，又陆续制定了国家古籍整理出版"十一五"和"十二五"重点规划。国家财政多次立项支持中国中医科学院开展针对性中医药古籍抢救保护工作，文化部在中国中医科学院图书馆专门设立全国唯一的行业古籍保护中心，国家先后投入中医药古籍保护专项经费超过 3000 万元，影印抢救濒危珍、善、孤本中医古籍 1640 余种，开展了海外中医古籍目录调研和孤本回归工作。2010 年，国家财政部、国家中医药管理局安排国家公共卫生专项资金，设立了"中医药古籍保护与利用能力建设项目"，这是继 1982～1986 年第一批、第二批重要中医药古籍整理之后的又一次大规模古籍整理工程，重点整理新中国成立后未曾出版的重要古籍，目标是形成并普及规范的通行本、传世本。

为保证项目的顺利实施，项目组特别成立了专家组，承担咨询和技术指导，以及古籍出版之前的审定工作。专家组中的许多成员虽逾古稀之年，但老骥伏枥，孜孜不倦，不仅对项目进行宏观指导和质量把关，更重要的是通过古籍整理，以老带新，言传身教，培养一批中医药古籍整理研究的后备人才，促进了中医药古籍保护和研究机构建设，全面提升了我国中医药古籍保护与利用能力。

作为项目组顾问之一，我深感中医药古籍保护、抢救与整理工作的重要性和紧迫性，也深知传承中医药古籍整理经验任重而道远。令人欣慰的是，在项目实施过程中，我看到了老中青三代的紧密衔接，看到了大家的坚持和努力，看到了年轻一代的成长。相信中医药古籍整理工作的将来会越来越好，中医药学的发展会越来越好。

欣喜之余，以是为序。

中国中医科学院研究员

马继兴

二〇一四年十二月

校注说明

《脏腑证治图说人镜经》（简称《人镜经》）。原书八卷，著者佚名。由明代医家钱雷增补二卷后刊刻于世。

一、作者简介

钱雷，明代医家，四明（今浙江宁波）人，乃宋代名医钱乙后裔，钱氏家学传至钱雷已逾数百年。其父离世甚早，则师从王宗泉学习医术。王宗泉先人亦为御医，侍从皇室，治愈太后濒危及皇太子风瘫，名震朝野。钱雷深得王宗泉的医道，并侍先生纂述，协力著有《脉经本旨》《药性统宗》《病源纲目》《体仁拔萃》《灵素枢机》等书。

二、成书与版本情况

《人镜经》著者佚名，钱雷购得此书，在原书基础上增补附录二卷，其子太医院医士钱选及孙钱世忠同辑，由洪启睿于明万历三十四年（1606）刊行。此后钱氏于杭州行医，将书授予张俊英，张氏又作续录二卷，于明崇祯十三年（1640）刊刻，（简称张俊英刻本）。

明末清初，清源刘禧庆得张俊英刻本一帙，后由益州张吾瑾捐俸翻刻，即清康熙元年壬寅（1662）益州张吾瑾刻本。康熙本在雍正年间又经重刻，即清雍正十一年癸丑（1733）刻本（简称雍正本）。另有清康熙三十二年癸酉（1693）陈铎校梓《寿世内镜图说》八卷，实则该书包括附录、续录之改名者。

三、学术特点

钱氏大为推崇《人镜经》，为之增补，发前者之未备，以气化形化之源著人道伊始，立胎元图说知男女攸分。并针对王冰云膀胱"有上口而无下口"，而王履云"有一胞中"说，撰"膀胱图正讹"篇，据载钱氏于嘉靖三十六年（1557）从刽子手手中遂一检视，膀胱"果无上口又无胞居中，但有一管直达前阴而出溺，其精管循腰脊绕大肠之右而合出于前阴，但精管在溺管之下尔"，以亲眼所见解开了以前的困惑。

四、校注原则

1. 本次整理，以上海中医药大学图书馆藏明万历三十四年（1606）温陵洪启睿刻本为底本。

2. 原书为繁体竖排，现改为简体横排，并进行标点。凡涉及前后顺序的"左""右"字样，一律直接改成"下""上"。

3. 原书中异体字、俗写字、古字等径改为通用规范字，不出校记。如"藏府"改为"脏腑"，"紫苑"改为"紫菀"，"射香"改为"麝香"等。通假字出注。

4. 对书中生辟字词注音并解释。

5. 原书中引录他书文献，如《黄帝内经素问》《灵枢经》《难经》《黄帝内经太素》等，有删节或缩写，但不失原义者，均不予改动，以保持底本原貌。有关引文出处的注释，凡引文与原文献文字完全相同者，用"语见"表示；引文与原文献文字大部分相同，但稍有出入者，用"语出"表示。

叙

　　往余奉玺书观察两浙，备兵明州①。明州故东南要害，讯谍②旁午③兵使者日④董材官骑士超距投石，或进长年⑤望云气觇⑥天吴⑦，出没无宁晷⑧也。会天幸赤白羽息⑨，得以文墨暇讨《素问》诸方书读之，间治参苓为摄生计，庶几无风露忧，以当县官一日之用。所习医叟钱雷，番番⑩然，暇辄诣余，望其容老而加晬⑪，与之谈方脉，辄有当也，尝手一编名《人镜经》以上。余惟经之为义綦⑫尊且重，自轩岐嘉惠冯生⑬，更设问难，以牖⑭来学。虽云方术，亦得称经，叟操何义而侈名若是？乃受而阅之，则自人身关节脉络悉肖为图，图各系以说，穷源极委，灿然明备。即隔垣而视，弗洞于此。复有附

---

　　①　明州：今浙江宁波一带。

　　②　询谍：询问。

　　③　旁午：四周，到处。

　　④　日：据文义，疑为"曰"。

　　⑤　长年：长期。

　　⑥　觇（chān 搀）：偷偷地看。

　　⑦　天吴：水神名。《山海经·大荒东经》："有神人，八首八面，虎身十尾，名曰天吴。"此处指猛兽。

　　⑧　宁晷：安定的时刻。

　　⑨　赤白羽息：赤白羽，指古代军中主帅所执的指挥旗，亦泛指军旗。比喻战事平息。

　　⑩　番番：形容白发。番，通"皤"。《送正仲都官知睦州》："是以世间人，鬓髮易番番"。

　　⑪　晬（zuì 最）：温润的样子。

　　⑫　綦（qí 其）：通"极"。《荀子·王霸》："目欲綦色，耳欲綦声。"

　　⑬　冯生：原义为特矜其生，引申为眷恋生命的众生。

　　⑭　牖：窗户，引申为启发。

录，以衍未尽，则又直溯人道伊始，以究极十二经之变化，靡不凿有依据。余卒业始悚然流汗，谓生人受病万端，攻亦万变。治者徒切指下决情形，死生之命悬于呼吸，孰是匪亲所遗而屑越①，不讲于医效哉？既又为之喜曰：得是编而广惠宇内，即庸夫少②习岐黄家言，亦能按图详说，审候寻原，何至取人七尺，玩弄掌股间者而折肱称良犹后已。叟老矣，为德于乡，不欲近名。余惟医自叟而中兴，若之何秘弗传，乃捐大官钱，授之剞劂③而告成事。凡卷八，附录二，精而赅，简而括，一开卷了然，真人镜哉！即以经名，奚而不可？抑有要焉叟之说，曰：不治已病治未病。昔扁鹊朝三见齐王，而三进之曰：君疾渐矣，不治不起。王怒叱之，扁鹊惧而走④。王疾而求扁鹊，晚矣。余往治兵海上，凛凛⑤防未然，斯其指⑥与叟合。然则，此亦鱼之筌⑦也夫？客曰：子之言似矣，而不思天子昔以瀚海车师⑧畀⑨尔，方叔壮猷⑩之寄兹，且岳岳⑪藩宣⑫，与古大国诸侯等，将一邦痿痹凋瘵，子大夫实诊视之，顾安用此方伎为？余唯唯否否，闻之医犹相也，天下如人一身，然阴

---

① 屑越：轻易捐弃，糟蹋。

② 少：稍微。

③ 剞劂（jījué 基绝）：刻印。

④ 走：逃跑。

⑤ 凛凛：危惧貌。

⑥ 指：通"旨"。意义。《汉书·司马迁传》："乃论六家之要指。"

⑦ 筌（quán 全）：捕鱼的竹器。比喻工具。

⑧ 瀚海车师：瀚海，蒙古大沙漠的古称。车师，古西域国名。

⑨ 畀（bì 必）：给与。

⑩ 方叔壮猷（yóu 由）：指年纪虽大却有宏大的谋略。语出《诗·小雅·采芑》："方叔元老，克壮其猷。"

⑪ 岳岳：挺立貌，耸立貌。

⑫ 藩宣：比喻卫国重臣。

阳燥湿不一，其宜宽猛刚柔不一，其用平则致养，疾则摽①攻，粱肉药石②，自古喻之。世有神明经济者，将无以是编为治镜乎哉！余不敏，请书其臆③以矣。

时万历丙午孟秋榖旦④赐进士中奉大夫浙江布政司右布政使前两奉敕巡视海兵边储按察使提督学校副使礼部祠祭司郎中温陵洪启睿叙

① 摽（biào 鳔）：打，击。
② 粱肉药石：粱肉，指精美的饭食。药石，治病的药物和砭石。
③ 臆：心中的想法。
④ 榖（gǔ 谷）旦：吉日。

刻脏腑证治图说人镜经序

　　余上世仲阳氏①仕宋，以医名世，神宗擢翰林医院，赐金紫②，家学传今。父祖皆继是业，源远而绪分，痛余考蚤世③，无所指授，乃从业宗泉王先生。先生，光禄大夫上柱国谷斋先生后。谷斋事高庙④，以内科全皇太后濒危，事文庙，以幼科苏皇太子风厥，立殊勋，征进御院，加授太保谨身殿大学士，名震朝野。诸撰摭补偏拾遗，剔歧彰隐，先生出其后，学迈凡伦。余传其秘奥，道遂行。爰售⑤知抚院藩臬郡邑诸公，岁辛未代巡虬峰，谢公罹重疾，进方饵得异效，嗣后疗巡醝⑥浒西孙公亦效。公改巡江右⑦，征往讲医论道，历三时⑧以归，归则先生即世矣。不获启手足⑨，心犹痛焉。人亡，书亦散亡矣。购其遗，得一书，曰《脏腑证治图说人镜经》，尽采《素》《灵》十二经、奇经八脉次第旧编，每经主之以脏，配之以腑，继以图说，腧脉步穴⑩所在。五运有太过不及，平气而先后之不齐，六气有司天在泉，淫胜厥复之不一。气运主客所临，胥

　　① 仲阳氏：钱仲阳，钱乙。北宋著名医学家。
　　② 金紫：金鱼袋及紫衣。唐宋的官服和佩饰。
　　③ 蚤世：早逝。"蚤"通"早"。
　　④ 高庙：死后庙号为"高"的君主，此指宋高宗。
　　⑤ 售：施展医术。
　　⑥ 巡醝（cuó 矬）：盐官。
　　⑦ 江右：江西省的别称。
　　⑧ 三时：三季。
　　⑨ 启手足：善终的代称。语出《论语·泰伯》："曾子有疾，召门弟子曰：'启予足！启予手！'"此处指其师王宗泉临终时钱雷未能侍奉在左右。
　　⑩ 步穴：穴位。

为民病。而又别是动所生之见证，脉诊四时顺逆，而推阴阳表里寒热，血气虚实之所因，详五邪十变，而断乎病，死生之有定。各经投以药饵，正逆引导，随其气味厚薄升降所宜，相虚实垂子母补泻之法。内景别喉咽分气食，揭七冲、四海、八会，而知荣卫经脉之流行。外景列正背侧图，著头面胸背、腹胁腰脊、足股骨节，而举形体之悉备。手足虽分十二经，而周流交接，条贯互根，至简至妙。譬之探奇武库①，张乐洞庭②，其义备，挈裘于领，提网于纲，其要举，不必皓首穷研，丹铅椠③录而包括无遗也。深得轩岐心法，而高出于诸贤之纂辑，会而通之，可以辨证，可以处方，可以拯疲癃④，可以寿国脉，如运之掌矣。忆昔统观《素》《灵》若探瀚海，屡欲抽思捷径，限于蠡测⑤之未宏。兹得是编，三复隽永，先得余心之同。然求其人，惜无序引赞跋可稽考之。《医鉴》有徐仲融⑥者，得异人授以葫芦，启视乃《扁鹊人镜经》。史言长桑君饮以上池之水，尽见脏腑症结，是经岂扁鹊所遗耶？何以又有后贤之绪论在也？谛⑦疑之。必有豪杰之士，神符心悟，探赜⑧钩玄，著为

---

① 探奇武库：在储藏兵器的仓库里探寻。

② 张乐洞庭：在广阔的原野上奏乐。语出《庄子·天运》："帝张咸池之乐于洞庭之野。"成玄英疏："洞庭之野，天池之间，非太湖之洞庭也。"

③ 椠（qiàn欠）：书板，古代削木为牍，没有书写过的素牍叫椠。《西京杂记》："怀铅握椠。"

④ 疲癃：曲腰高背之疾，泛指年老多病之人。

⑤ 蠡测：以蠡测海的略语。比喻以浅陋之见揣度事物。

⑥ 徐仲融：徐熙，晋代医家，东海人，性好黄老。

⑦ 谛：审。

⑧ 探赜：探索奥秘。

济世之典，用以指书后人。若泛舟以适波斯，蹑蹬①以登岱华②。引之以入俞跗雷公之域而不止也。先生之书，尽为人取去而独留以遗我，是未识为黄石③之秘，只以覆瓿④目之而已。余惟丰城之宝⑤，必有鉴别者识之，而道必待人以行，书必得人以传，于以垂不朽事业。天下或有得其序引以观而知作者姓名未可知也。余侍先生纂述，协力著有《脉经本旨》《药性统宗》《病源纲目》《体仁拔萃》《灵素枢机》，非不征有发明，未暇剞⑥梓，而汲汲是编，不敢隐秘自私，不特为吾辈筌蹄⑦，虽以呈缙绅巨公一纵目焉，必能知证疗之概，断不为粗工所误矣。是书扶济之功岂谫⑧浅耶，而余之附骥⑨岂不远哉。

此编原系缮本⑩，因录者肤陋，遂致文义有未协，次序有不伦，尤有戾于经旨者，如心图中多一咽系，肺图中多一食管，膀胱图中多一胞于其内，此皆踵⑪前人之伪，亦由未之经识故

---

① 蹑蹬：踩踏石阶。

② 岱华：指泰山和华山。

③ 黄石：指黄石公。为圯上授张良《太公兵法》的老父。

④ 覆瓿（bù 不）：即覆酱瓿。比喻著作不被人重视。

⑤ 丰城之宝：出自《晋书·张华列传》。晋司空张华，夜见异气。雷焕曰此谓宝剑气也。华乃拜焕为丰城县令，焕掘土得双剑传其子雷华。后雷华渡河，剑忽于腰间跃出堕水。使人没水取之，不见剑。比喻此书如丰城之宝剑。

⑥ 剞：刻印。

⑦ 筌蹄：筌，本作"荃"，捕鱼竹器，蹄，捕兔网。比喻为达到目的而使用的手段或工具。《庄子·外物》："荃者所以在鱼，得鱼而忘荃；蹄者所以在兔，得兔而忘蹄。"

⑧ 谫（jiǎn 减）：浅薄。

⑨ 附骥：骥，好马。附骥，比喻攀附他人而成名。此处谦指自己所作之序。

⑩ 缮本：抄本。

⑪ 踵（zhǒng 肿）：跟随。

尔。余乃逆流讨源，悉本《素》《灵》厘正之，芟①其纰缪，黜其重复，勿使复淆心目。幸有得于目击者，另著于附录中。其脏腑图照《华佗古内照图》《御院铜人正背侧内图》质而正之，诸经络髎穴所著未的，考诸《窦太师针经》、忽太史《金兰循经》、滑氏《十四经发挥》为之裒注②而步穴始当矣，复著直音，俾③易诵读，考窍之详，庶体作者之意，不敢疑以传疑云尔。

万历岁在丙午季夏上吉旦四明后学豫斋钱雷谨序

---

① 芟（shān 删）：除去。

② 裒（pou）注：集注。

③ 俾（bǐ 比）：使。

目　录

卷之一

肺大肠总图　二经总论　脉解

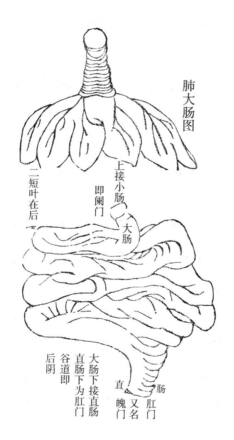

肺大肠图

上接小肠
即阑门

大肠

二短叶在后

大肠下接直肠
直肠下为肛门
谷道即
后阴

直

又名
魄门

肛门

肠

会厌缀于舌本之下，正应乎气管之上，气管即喉咙也，居于前，主持呼吸，为声音之门户。又曰：吸门十二节，上三节微小，下九节微大，第四节乃结喉也，结喉可容得上三节于内。如进饮食，则结喉即起套于上三节之外，直抵于会厌之下而掩之，令水谷不得而漏入焉，一或误投之，即发呛而不已矣。

寅肺金主手太阴经，卯大肠主手阳明经，此二经为表里。肺位居高，为诸脏之华盖。经云：脏真通于肺，以行荣卫阴阳①。又云：肺者，相傅之官相宰、相傅、保傅，治节出焉②。《难经》云：肺重三斤三两，六叶两耳，凡八叶，主藏魄③。

肺白象金，肺得水而浮，金得水而沉，何也？然肺者非为纯金也，辛商也，丙之桑，大言阴与阳，小言夫与妇。释其征阴婚而就火。其意乐火，又行阳道多，故令肺得水而浮也，肺熟而复沉，是辛归庚也。始由从化，终则归元。

五脏俱等，而心肺独在膈上者，何也？然心者血，肺者气，血为荣，气为卫，相随上下，谓之荣卫，通行经络营周于身，故令心肺在膈上也。

肺形如人肩，二布大叶，四垂如盖，附着于脊之第三椎，中有二十零四孔，以分布诸脏清浊之气。椎音捶。类同。经云：肺色白，其嗅腥，其味辛，其声哭，其液涕④。

肺属金，干为天。干者，金也。故曰天气通于肺，故

① 脏真荣卫阴阳：语出《素问·平人气象论篇》。
② 肺者……治节出焉：语见《素问·灵兰秘典论篇》。
③ 肺重三斤三两……主藏魄：语见《难经·四十二难》。
④ 肺色白……其液涕：语见《难经·三十四难》。

应天，上连于会厌。会厌者，声音之门户。肺属金，律应黄钟，象金石之有声也。厌音掩。

金王于秋，相于季夏，发于冬，困于春，死于夏。其王日庚辛，王时日晡，其困日甲乙，困时平旦，其死日丙丁，死时禺中。晡音逋，申时也。禺中，日中也

经曰：肺者，气之本，魄之处也。其华在毛，其充在皮，为阳中之太阴，通于秋气①。又云：西方白色，入通于肺，开窍于鼻②。又云：五气入鼻，藏于肺，肺有病，鼻为之不利，故曰肺不和，则鼻不闻香臭③。又曰：背为阳，阳中之阴，肺也④。又云：精气并于肺则悲⑤。

肺恶寒，形寒饮冷则伤肺。

肺主气，气病无多食辛。

久卧伤气，劳伤于肺。

损其肺者益其气。

脾胃一虚，肺气先绝。

白欲如鹅羽，不欲如盐。又云：白如豕膏者生，如枯骨者死⑥。

肺热病，右颊先赤。

---

① 肺者……通于秋气：语见《素问·六节藏象论篇》。
② 西方白色……开窍于鼻：语见《素问·金匮真言论篇》。
③ 五气入鼻……则鼻不闻香臭：语出《素问·五脏别论篇》。
④ 背为阳……肺也：语见《素问·金匮真言论篇》。
⑤ 精气并于肺则悲：语出《素问·宣明五气篇》。
⑥ 白如豕膏者生如枯骨者死：语出《素问·五脏生成篇》。

肺俞在背第三椎，其募在胸旁中府。俞为阳，《扁鹊传》作输，犹委输之输，经气由此而输于彼也。募为阴，犹募结之募，经气聚于此也。

肺气虚，则鼻息不利，少气实喘喝音褐，胸盈仰息。

邪在肺，则皮肤痛，发寒热，上气气喘，汗出咳动肩。

肺热病者，先淅然厥起，毫毛恶风寒，舌上黄，身热。热争则喘咳，痛走胸膺，背不得太息，头痛不堪，汗出而寒。丙丁甚，庚辛大汗，气逆，则丙丁死。刺手太阴阳明出血如大豆，立已。淅音昔，洒，淅也，厥冷也，邪气也，即伤寒伤风类。肺疟者，令人心寒，寒甚热，热间善惊，如有所见者，刺手太阴阳明。列缺穴。

心移热于肺，传为膈消。

肺咳之状，咳而喘息有音，甚则唾血，肺咳不已，则大肠受之，大肠咳状，咳而遗矢。矢，屎也。

肺风之状，多汗恶风。䯻然白，时咳短气，昼日则瘥，暮则甚。诊在眉上，其色白。䯻音聘，肠白貌。

肺胀者，虚而满，喘咳倚息，目如脱状。

肺水者，身重，而小便难，时溏泄。

肺中寒者，吐浊涕。

肺痹者，烦满喘而呕。

肺热叶焦，发为痿躄。音壁，跛也。

肺之积名息贲，在右胁下。贲音奔，平声。

右寸肺大肠脉所出。浮短而涩，肺也。浮短而疾，大肠也。

肺合皮毛，肺脉循皮毛而行，持脉指法，如三菽之重。按在皮毛而得者为浮，稍稍加力，脉道不利为濇，又稍加力不及本位曰短也。濇音穑，涩也，菽，豆也。

帝曰：秋脉何如而浮？歧伯曰：秋脉者肺也。西方金也。万物所以收成也，故其气来，轻虚以浮，来急去散，故曰浮，反此者病。曰：何如而反？答曰：其气来，毛而中央坚，两傍虚，此谓太过，病在外，其气来，毛而微，此谓不及，病在中。曰：秋脉太过与不及，其病皆何如？答曰：太过则令人逆气而背痛，愠愠然，其不及则令人喘，呼吸少气而咳，上气见血，下闻病音①。

肺脉来厌厌聂聂②，如落榆荚，曰肺平。秋以胃气为本，脉来不上不下，如循鸡羽曰肺病。脉来如物之浮，如风吹毛曰肺死。厌，淹入声，聂音摄。

肺病身有热，咳嗽短气，吐出脓血，其脉当短濇，今反浮大，色当白而反赤死，是火克金也。

真肺脉至，大而虚，如以毛羽中人肤，色白赤不泽，毛折乃死。

肺脉搏坚而长，当病吐血。其耎而散者，当病灌汗。至令不复散发也。血汗者禁再汗，至今谓至盛暑之令也。耎音软。

秋肺脉欲浮而短涩，肾脉欲微而伏，命门脉欲微而滑，肝脉欲浮而弦细，心脉欲浮而洪，脾脉欲浮而微缓。

① 帝曰秋脉……下闻病音：语出《素问·玉机真脏篇》。
② 厌厌聂聂：安静平和貌。

扁鹊曰，假令得肺脉，其外证面白善嚏，悲愁不乐，欲哭。其内证，脐右有动气，按之牢若痛，其病喘咳，洒淅寒热。有是者肺也，无是者非也。又云：手太阴气绝则皮毛焦。太阴者，肺也，行气温于皮毛者也。气弗营则皮毛焦，皮毛焦则津液去，津液去则皮节伤，皮节伤则皮毛枯折，毛折者则毛先死①。丙日笃，丁日死。

肺实梦兵戈，虚梦见白物，见人斩血籍籍，或行水田。肺气盛则梦恐惧哭泣。厥气客于肺，则梦飞扬金器。大肠一名回肠，以其回屈而受小肠之谷，故名之也。经云大肠者，传道之官，变化出焉。

大肠重二斤十二两，长二丈一尺，广四寸，径一寸五分。当脐右回叠积十六曲，盛谷一斗，水七升半。广肠一名肛门，言其处如车缸形，故曰肛门，即广肠也。一名直肠，受大肠之谷而道出焉，又曰：魄门亦为五脏使，水谷不得久藏②。

大肠俞在脊十六椎旁，募在脐旁天枢。俞为阳在背，募为阴在腹。

大肠为白肠。

大肠病者，肠中切痛，而鸣濯濯③，寒则鹜溏，热则垢腻。厥气客大肠，则梦田野。

大肠有宿食，寒栗发热，有时如疟状。

① 手太阴……则毛先死：语出《灵枢·经脉》。
② 魄门……不得久藏：语出《素问·五脏别论篇》。
③ 濯濯（zhuózhuó 浊浊）：象声词。肠鸣音。

大肠胀者，肠鸣而痛濯濯，冬日重感于寒，则飧泄不化。

水气客于大肠，疾行则鸣濯濯，如囊裹浆。

小肠移热于大肠，为**虙**瘕为沉。虙即伏字，瘕音假。

肺经脉图　步穴歌　是动所生见证

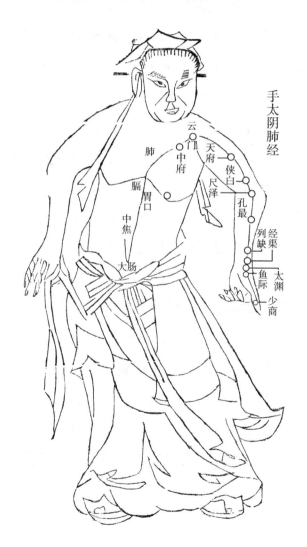

凡十一穴，左右两行，共二十二穴。起于中焦，出中府穴，至少商穴止。

手太阴肺之脉起于中焦中脘，下络大肠，还循胃口，贲门上膈属肺，从肺系横出腋下，下循臑内，行少阴心主之前，下肘中尺泽，循臂内上骨下廉，直大指曰上骨，内谓内侧。入寸口经渠，上鱼，循鱼际出大指之端少商。其支者，从腕后直出次指内廉出其端。臑音如膊，下对腋处为臑，盖肩肘之间也，腕音换。

太阴肺兮出中府，云门之下一寸许。云门气户旁二寸，人迎之下二骨数。天府腋下三寸求，侠白肘上五寸主。尺泽肘中约纹①论，孔最腕中七寸举。列缺腕侧寸又半，经渠寸口陷脉取。太渊掌后横纹头，鱼际节后散脉裹。少商大指内侧寻，喉肿针之随得愈。

手太阴肺经，少血多气。

是动病，则肺胀，满膨膨而喘咳，缺盆中痛，甚则交两手而瞀，音务，目不明也。此为臂厥，是主肺。

所生病者，咳嗽、上气、喘喝、烦心、胸满。臑臂内前廉痛，掌中热。气盛有余则肩背痛风，汗出、中风，小便数而欠。虚则肩背痛寒，少气不足以息，溺色黄，卒遗矢无度，盛者寸口右手大三倍于人迎左手，虚者寸口反小于人迎也。

---

① 约纹：张俊英刻本作"纹约"，义胜。

大肠经脉图　步穴歌　是动所生见证

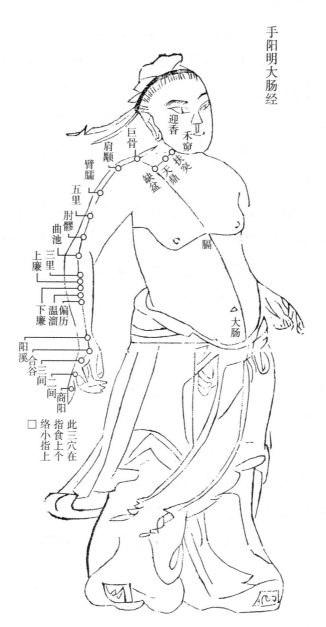

迎香
禾窌
巨骨
肩颙
扶突
臂臑
天鼎
缺盆
五里
肘髎
曲池
三里
上廉
膈
偏历
温溜
下廉
阳溪
合谷
三间
二间
商阳
大肠
此三穴在指食上个
络小指上

凡二十穴，左右两行，共四十穴。自少商穴交与商阳，循肘上行至鼻旁迎香穴止。

手阳明大肠之脉起于大指次指之端商阳，循指上廉出合谷两骨之间，上入两筋之中，循臂上廉入肘外廉曲池，循臑外前廉，上肩出髃音隅骨之前廉，上出柱骨之会，上下入缺盆，络肺下膈属大肠。其支别者，从缺盆上颈，贯颊入下齿缝中，还出挟口交人中水沟，左之右、右之左，上挟鼻孔迎香。

手阳明兮属大肠，食指内侧号商阳。本节前取二间定，本节后寻三间强。岐骨陷中寻合谷，阳溪腕中上侧详。腕后三寸是偏历，五寸之中温溜乡。下廉上廉下一寸，上廉里下一寸方。屈肘曲中曲池得，池下二寸三里场。肘髎大骨外廉陷，五里肘上三寸。臂臑髃下一寸取，肩髃肩端两骨当。巨骨肩端叉骨内，天鼎缺盆之上藏。扶突曲颊下一寸，禾窌①五分水沟傍。鼻孔两傍各五分，左右二穴皆迎香。髎音膠，溜去声，窌音教。

手阳明大肠经，多血多气。

是动病，则齿痛䪼②䪼音拙肿，是主津液。

所生病者，目黄口干，鼽③衄喉痹，肩前臑痛，大指次指痛不用。气有余则当脉所过者热肿，虚则寒栗不复。

---

① 禾窌：即禾髎，穴位名。
② 䪼（zhuō 卓）：颧骨。
③ 鼽（qiú 求）：鼻塞。

盛者人迎左手大三倍于寸口右手，虚者人迎反小于寸口也。觥音求，蚏女六切，痹音弊。

燥金气运　二经引药　二经治法

阳明司天，燥淫所胜，平以苦温，佐以酸辛，以苦下之。在泉，燥淫于内，治以苦温，佐以甘辛，以苦下之。

六气阳明之胜，治以酸温，佐以甘辛，以苦泄之。

阳明之复，治以辛温，佐以甘苦，以苦泄之，以苦下之，以酸补之。

金位之主，其泻以辛，其补以酸，五气阳明位也。

阳明之客，以酸补之，以辛泻之，以苦泄之。

乙庚化金，其音曰商，庚阳为太商，乙阴为少商，平运曰正商。

西方属金而生燥，阳气已降，阴气复升，风气劲切，故生燥也。夫岩谷青埃，川原苍翠，烟浮草树，远望氤氲，此金气燥之化也。夜起白朦，轻如微雾，遐迩一色，星月皎然，此万物成阴，亦金精白露之气也。太虚埃昏，气郁黄黑，视不见远，无风自行，从阴之阳，如云如雾，此亦为金精霜肃之气也。

金运太过，坚成之纪，其政肃杀凋零，肝木受邪，民病少腹两胁痛，目赤眦疡，耳聋，上应太白星。眦音恣，疡音阳。

金运不及，从革之纪，其政燥烁音削躁切，金衰火行生

气，民病肩背膂^①重，鼽衄嚏血，便注下，上应荧惑星。_{荧音营。}

金运平气，审平之纪，收而不争，杀而无犯，五化宣明，其气洁，其化敛，其政肃，气正民和。

阳明燥金，主五之气，在秋分六十日有奇，天度至此，清气行，万物皆燥，其客气动，加临不一，随至而言政也。

阳明司天，燥淫所胜，草木晚荣，民病左胠胁痛，寒清于中，感而疟，肝经太冲脉绝者，死不治。_{胠音区，又音怯，腋下也。}

金胜木绝，故死，当卯酉年上半年是也。

阳明在泉，燥淫所胜，霿雾清暝，民病喜呕口苦，善太息，胁痛，不能反侧，甚则嗌干，面尘，身无膏泽，足外反热。

当子午年下半年是也。

手太阴阳明引经药歌

寅肺升麻南款桔，玄檀山药麦天冬。阿胶茯味葱桑白，枇杏麻黄豆蔻同。栀缩芩知梗藿石，升葶瓜芍枳苏通。

卯大肠有升麻芷，薤白麻仁肉蔻胶。白石脂膏砂石使，将军麻葛枳升翘。_{将军，大黄也。}

肺大肠补泻药方法

肺大肠金味酸补辛泻，气凉补温泻。

---

① 膂（lǚ吕）：脊梁骨。

肺苦气上逆，急食苦以泄之，诃皮一作黄芩。

肺欲收，急食酸以收之。以酸补之，五味子；以辛泻之，桑白皮。

肺气盛，则苦气上逆，泄则不逆，苦性宣泄，急食苦以泄其气逆。

肺金受病制于火，收则不受火克而自宁，故欲收，酸能收，急食酸以收之。酸益肺，故用以补，辛性散逆，故以辛泻之。

辛先入肺。

肺宜食苦。

肺虚，五味子补之。如无他证，阿胶散补之。补母脾土，以甘草。

肺实，桑白皮泻之。如无他证，以泻白散泻之。若曰实则泻其子，肾水无实不可泻。

肺主燥，自病则喘嗽，必须润之。

实则喘而气盛，泻白散。虚则喘而少气，阿胶散。

心乘肺，贼邪，热而喘嗽，先地黄丸，中导赤散，后阿胶散。

肝乘肺，微邪，恶风眩目昏愦而嗽，羌活膏。

脾乘肺，虚邪，体重吐痰，泄泻嗽，人参白术散。

肾乘肺，实邪，憎寒嗽清利，百部丸。

凡肺之得病，先观心之虚实。若心火炎盛烁金，即当先抑心气，后服肺药。若心气和，更看脾脉虚实。若脾气虚实冷，不能相生，而肺家不足，则风邪易，故患肺恶寒者，由脾虚得之。若脾气盛实，则亦痞满中焦，而大肠与肺表里不能相通。夫中焦热膈则肺大肠不通，其热毒气必上蒸于肺，故患肺热者，多脾实得之。心气盛者泻之，脾气虚者益之，脾气实者通之，须随其气之寒热以治之。故有益心气脾气之药，当诊其脉，若心脾俱和，肺自生疾，则察肺之虚实而治之。

治心气实热烁金，肺受心邪而生疾，若心脉洪大，于肺部微见心脉，宜先服此抑心气方。

茯苓　黄芩　玄参　甘草　麦门冬去心　升麻　桔梗
贝母去心　牡丹皮去骨　犀角镑，各一钱　沉香　木香各一钱二分

上为细末，每服三钱，水一盏，煎八分。不拘时，和渣服。

治脾气乏不能生肺，而肺气不足多感风邪益脾方
厚朴制，一两　草豆蔻　人参各五钱　甘草一钱
干姜一钱六分

上为细末，每服三钱，水一盏，煎八分。空心和渣服。

治脾气盛实，痞隔中焦，大肠与肺不能相通则热气蒸于肺，因而生疾。若诊得脾脉洪大，宜通脾气方。

桔梗　大黄　麻黄　枳壳　柴胡　杏仁　羌活　木香
大腹皮各一钱

上为细末，每服三钱，水一盏，姜五片，煎八分。温服。

阿胶散，又名补肺散。

阿胶一两，麸炒　马兜铃五钱，焙　鼠粘子二钱半，炒香　甘草炙二钱半　糯米一两　杏仁七粒，去皮尖炒

上为末，每服三钱，水一盏，煎六分。食后温服。海藏云：杏仁本泻肺，非若人参天麦门冬之补也。宜审之。

泻白散，又名泻肺散。

桑白皮细锉炒香　地骨皮洗去骨炒，一两　甘草炙，五钱

上为末，每服一二钱，水一盅，入粳米百粒同煎至六分。食后温服。海藏用此泻肺热骨蒸自汗证，栀子、黄芩亦能泻肺热，当以血、气药分之。

治肺热言暗，喘息短气，好睡，下脓血方。

生地黄三钱　石膏四钱　麻黄二钱　杏仁一钱八分　升麻　羚羊角　芒硝各钱二分　赤蜜一小盏　淡竹茹弹大

上咬咀，水二盅，煎八分。去渣下蜜煮二沸，温服。

橘皮汤，治肺热气上，咳息喘急方。

陈皮　麻黄各一钱　紫苏　柴胡各八分　宿姜　杏仁去皮尖炒，各一钱半　石膏四钱

水二盅，先煮麻黄，去沫，下诸药煎八分。温服。沫音渀①。

---

① 渀：张俊英刻本作"莫"，义胜。

治肺热喘息鼻衄方。

羚羊角　玄参　射干射音夜　鸡苏　芍药　升麻　黄柏各一钱　生地黄三钱　栀子仁　淡竹茹弹大

水二盅，煎八分。要利者加芒硝一钱。

治肺与大肠俱实，令人气凭满煮散方。

茯苓　麻黄各六分　黄芩　大青　桂心各三分　石膏五钱　丹参一钱　五味子　甘草　贝母　橘皮　芎䓖各二钱　枳实二枚

上粗散帛裹方寸七，井花水一盏，煮五分。温服。七匙也，四方一寸。

麻子汤，治肺气不足，咳唾脓血气，短不得卧。

麻子一升　桑白皮三两　桂心　人参各二两　饴糖大酒盏，饴音仍　阿胶　紫菀各一两　干地黄三两

上咬咀，水十二盅，煎至五盅。分五服。

小建中汤，治肺与大肠俱虚寒。乏气，小腹拘急，瘦瘠。

大枣四枚　生姜　桂心各三钱　甘草二钱　芍药五钱

上咬咀，水二盅，煎一盅，去渣，内饴一两半，煎八分。温服。

生姜泄肠汤，治大肠实热，腹胀不通，口内生疮。

生姜　陈皮　竹茹　黄芩　栀子　白术　桂心二钱　茯苓　芒硝各二钱　生地捣汁，二两　大枣二枚

上咬咀，水二盅，煎八分。温服。

黄连补肠汤，治大肠虚冷，利下清白，肠鸣逐痛。

黄连五钱　川芎　茯苓各三钱　地榆五钱半　酸榴皮
伏龙肝弹大

上㕮咀，水二盅，煎八分。临服下伏龙肝，再煎
二沸。

治肺有风热，头目昏眩，皮肤瘙痒如虫行。

麻黄　羌活　川芎　射干　荆芥　山栀　紫苏　牡丹
皮　杏仁去皮尖，各一钱　黑丑五钱　细辛　僵蚕炒去丝，各
一钱二分

上为细末，每服三钱半，水一盅，姜一片，煎二三
沸。食后和渣服。

治肺感风寒而嗽，服凉药愈多清涕方。

陈皮三钱　麻黄　羌活　川芎　紫菀　桔梗各一钱　细
辛一钱二分　甘草一钱六分

上末每服二钱，水一盏，姜二片，煎七分。食远服。

治肺热面生疮，胸中滞塞，不时口有胶涎。

紫苏　桔梗　麻黄　羌活　丹皮　连翘各等分

上细末，每服二钱。食后熟汤送下。

治一切远近肺气微感寒时即便打嚏，渐加喘急，必初
感寒打嚏时，即宜此方止之。

陈皮三钱　麻黄　桔梗　防风　川芎　紫菀　羌活
杏仁　甘草　细辛各一钱

上末，每二钱，水一盏，姜二片，煎八分。空心服。

治大肠秘热大便难，烦燥头疼，腹胁满口苦方。

大黄炮　牵牛半生半熟，各三钱　桔梗　枳壳　川芎

羌活　木香　柴胡　独活各一钱

上细末，熟煮莱菔入药末，于内木臼同捣，令可丸如梧桐子大。食后熟汤下三十粒。

治大肠虚冷，食少非时飧泄方。

吴茱萸　诃子炮　丁香　草豆蔻　川芎　防风各等分

舶上硫黄六钱

上末，炼蜜为丸，如梧桐子大。每服三十丸，食前米饮下。

肺有风气，四肢痿，胸胀喘逆，宜灸肺腧穴。

肠中胪胀不消，灸大肠腧。胪音闾，腹前皮也。

大肠有热，肠鸣腹满食不化，喘不能久立，巨虚、上廉主之。

肺逆有痰喘嗽，灸列缺。

肠如雷鸣相逐下利，灸承满五十壮。

卷之二

脾胃总图　二经总论　脉解

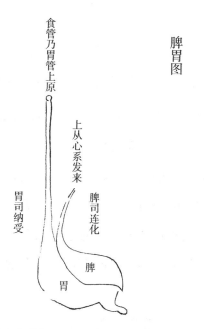

脾胃图

食管乃胃管上原

上从心系发来

胃司纳受

脾司运化

脾

胃

　　巳脾土主足太阴经，辰胃主足阳明经。此二经为表里，位居中央，谓之孤脏，其形如马蹄，内包胃脘，象土形也，诸经之气，交归于中，以营运真灵之气，意之舍也。又云：脾为阴脏，位处中焦，主养四脏，故呼吸以受谷气，以其上有心肺，下有肾肝，故曰在中。又云：脾掩乎太仓，脂膜相连，附着于脊之第十一椎。脘音管。

经云：脾胃者，仓廪之官，五味出焉①。又云：腹为阴，阴中之至阴，脾也②。

《灵枢》云：脾重三斤三两，扁广三寸，长五寸，有散膏半斤③。主裹血主藏荣。又云：脾藏意与智④。

《难经》云：脾色黄，其臭香，其味甘，其声歌，其液涎⑤。

土寄王于四季，尤王于长夏长夏六月，相于夏，发于秋，因于冬，死于春。其王日戊巳，王时食时日昳。食时，侵晨至食时也，昳日仄也。困日壬癸。困时人定夜半。死日甲乙，死时平旦日出，皆本时也。

经曰：脾胃大小肠三焦膀胱者，仓廪之本，营之居也，名曰器，能化糟粕，转味而出入者也。其华在唇四白，其充在肌，此至阴之类，通于土气⑥。

中央黄色入通于脾，开窍于口，藏精于脾，故病在舌本。

脾气通于口，口和则知谷味矣。

谷气通于脾。

精气并于脾则畏。

---

① 脾胃者……五味出焉：语见《素问·灵兰秘典论篇》。
② 腹为阴……至阴脾也：语见《素问·金匮真言论篇》。
③ 脾重……有散膏半斤：语出《难经·四十二难》。
④ 脾藏意与智：语见《难经·三十四难》。
⑤ 脾色黄……其液涎：语见《难经·三十四难》。
⑥ 脾胃……通于土气：语出《素问·六节藏象论篇》。

脾恶湿。

甘走肉，肉病无多食甘。

久坐伤肉，劳于脾也。

饮食劳倦，则伤脾。

损其脾者，调其饮食，适其寒温。

帝曰：脾病而四肢不用何也？岐伯曰：四肢皆禀气于胃，而不得径至，必因于脾，乃得禀也。令脾病不能为胃行其津液，四肢不得禀水谷气，气日以衰，脉道不，筋骨肌肉，皆无气以生，故不用焉。帝曰：脾不主时何也？曰：脾者土也。治中央，常以四时长四脏，各十八日寄治，不得独主于时也。脾脏者常着胃土之精也。土者生万物而法天地，故上不至头，下不至足，不得主时也①。

帝曰：脾与胃以膜相连耳，而能为之行其津液何也？答曰：足太阴者三阴也。其脉贯胃属脾络嗌，故太阴为之行气于三阳，脏腑各因其经而受气于阳明②。

足太阴气绝，则脉不荣其口唇。口唇者，肌肉之本也。脉不荣，则肌肉不滑泽，肌肉不滑泽，则肉满，肉满则唇反，唇反则肉先死。甲日笃，乙日死。

假令得脾脉，其外证，面黄善噫，善思善味。其内证，当脐有动气，按之牢若痛。其病腹胀满，食不消，体

---

① 帝曰……不得主时也：语出《素问·太阴阳明论篇》。
② 帝曰……受气于阳明：语出《素问·玉机真脏篇》。

重节痛，怠惰嗜卧，四肢不收，有是者脾也，无是者非也。

脾俞在背十一椎傍，募在腹傍章门。胃俞在十二椎傍，募在太仓。

黄欲如罗裹雄黄，不欲如黄土。又云：如缟裹栝蒌实者生①。又曰：黄如蟹腹者生，如枳实者死②。栝蒌，即瓜蒌也。

脾热病，鼻先赤。

脾热病者，先头重颊痛，烦心欲呕，身热热争则腰痛，不可俯仰，腹满泄，两颔痛。甲乙甚，戊己大汗，气逆则甲乙死。刺足太阴阳明。

脾气虚则四肢不用，五脏不安。实则腹胀泾溲不利。脾气虚则梦饮食不足，气盛则梦歌乐，体重肢不举，厥气客于脾，则梦丘陵大泽，坏屋风雨。

脾弱病下利，白肠垢，大便坚，不更衣，汗出不止，或五液注下五色。不更衣，不大便也。贵者入厕必更衣，故云。

脾胀者善哕，四肢急，体重不能胜衣，哕，死入声卧不安。

脾水者，腹大四肢重，津液不生，但苦少气，小便难。

---

① 如缟裹栝蒌实者生：语出《素问·五脏生成篇》。
② 黄如蟹腹者生，如枳实者死：语出《素问·五脏生成篇》。

脾约者大便坚，小便利，而反不渴。

脾疟者，令人寒，腹中痛。热则肠中鸣，鸣已汗出。刺足太阴。

肾移热于脾，传为虚肠澼，死不可治。

脾咳之状，咳则右胠下痛，阴阴引肩背，甚则不可以动，动则咳剧。

脾风之状，多汗恶风，身体怠惰，四肢不欲动，色薄微黄，不嗜食。诊在鼻上其色黄。<small>诊色，诊视也。</small>

脾痹者，四肢懈惰，发咳呕汁，上为大塞。

脾气热则胃干而渴，肌肉不仁，发为肉痿。

脾病者，必身重，善饥，唇黄肉痿，足不收，善瘛<small>音气</small>脚下痛。虚则腹胀肠鸣，溏泄食不化。取其经足太阴阳明脾之积，名曰痞气。

右关脾胃脉所出。<small>浮而迟，脾也；浮缓而稍疾，胃也。</small>

脾脉大而缓，脾合肌肉，脾脉循肌肉而行，持脉指法如九菽之重，按至肌肉而得者，如微风轻飐[①]<small>音闪</small>，柳梢之状为缓，又稍加力脉道敦实为大也。

帝曰：四时之序，逆从之变异也，然脾脉独何主？岐伯曰：脾脉者土也，孤脏以灌四傍者也。帝曰：然则脾善恶，可得见之乎？曰：善者不可得见，恶者可见。曰：恶者何如可见？曰：其来如水之流者，此谓太过。

---

① 飐（zhǎn展）：颤动。

病在外；如鸟之喙者，喙音熙，鸟嘴也。此谓不及，病在中。太过则令人四肢不举，不及则令人九窍不通，名曰重强①。

脉来实而盈数，如鸡举足，曰脾病。

脉来坚锐，如鸟之喙，如鸟之距，如屋之漏，如水之流，曰脾死。

真脾脉至，弱而乍疏乍数，色青黄不泽，毛折乃死。

脾脉坚搏而长，其色黄。当病少气，其㕯音软而散，色不泽者，当足胻音杭，胫骨也。肿，若水状也。

胃重二斤一两，纡曲屈伸长二尺六寸，大一尺五寸，径五寸，容谷二斗，水一斗五升。

胃者，仓廪之官，布养四脏。故五脏皆禀气于胃，乃五脏之本。故食气入胃，散精于肝，淫气于筋，食气入胃，浊气归心，淫精于脉，脉气流经，经气归于肺，肺朝百脉，输精于皮毛，毛脉合精，行气于腑，腑精神明，留于四脏，气归于权衡，权衡以平，气口成寸，以决生死。

饮入于胃，游溢精气，上输于脾。脾气散精，上归于肺，通调水道，下输膀胱。水精四布，五经并行，合于四时五脏阴阳，揆度②以为常也。

帝曰：气口何以独为五脏主？岐伯曰：胃者，水谷

① 帝曰四时之序……名曰重强：语出《素问·玉机真脏篇》。
② 揆度：揣度。

之海，六腑之大源也。五味入口藏于胃，以养五脏，气口太阴也。是以五脏六腑之气，皆出于胃，变见于气口[1]。

东垣治内伤主于脾胃，其谓脾胃司转运之职。胃为受纳之腑，运纳无穷，故能运化精微，以分清浊，生长血气，营养于身，是平人也。若饮食失节，脾胃乃伤，脾胃则不能运化，胃伤则不能容纳，而诸病生矣。

丹溪云：百病先观胃气，何如？

胃病者，腹胀，胃脘当心而痛，上支两胁，咽膈不通。饮食不下，取三里。三里，穴也。

厥气客于胃则梦饮食。

胃胀者，腹满胃脘痛，鼻闻焦臭，妨于食，大便难。

胃疟者令人疸病也，善饥而不能食，食而支满腹大。刺足阳明太阴横脉出血。

胃风之状，颈多汗，恶风，食饮不下，膈塞不通，腹善满，失衣则䐜胀，食寒则泄胗形瘦而腹大。胗，唇也。按孙真人云，新食竟取风为胃风。

谷入于胃，脉道乃行。

大肠移热于胃，善食而瘦，又谓之食㑊。音积。

人以水谷为本，故人绝水谷则死，脉无胃气亦死，所谓无胃气者，但得真脏脉，不得胃气也。

---

① 帝曰气口……变见于气口：语出《素问·五脏别论篇》。

胃者，水谷之海。主禀四时，皆以胃气为，本是谓四时之变病，死生之要会也。

胃脉实则胀，虚则泄。

帝曰：见真脏脉者死，何也？岐伯曰：五脏者皆禀气于胃，胃者五脏之本也。脏气者，不能自至于手太阴，必因于胃气，乃至于手太阴也，故五脏各以其时，自为而至于手太阴也。故邪气胜者，精气衰也。故病其者，胃气不能与之俱至于手太阴，故真脏之气独见，病胜脏，故曰死①。

胃之大络名曰虚里，贯膈络肺，出于左乳下，其动应衣，脉宗气也。

胃为之市，水谷所归，五味所入，如市之杂也。《太素》云：胃者，大仓也②。胃之五窍，谓咽、胃、大肠、小肠、膀胱也。闾里门户也。

脾之大络名曰大包。其系自膈下正中，微着左胁于胃之上，与胃包络相附矣。其胃之包在脾之上与胃相并，结络周回，漫脂遍布上下有二系，上者贯膈入肺中，与肺系相并，而在肺系之后，其上即咽门也。咽下胃脘也胃脘下，即胃上口贲门是也。水谷自此而入，以胃出谷气传之于肺，肺在膈上，因曰贲门，其门处膈膜相贴之间，亦漫脂相包，若胃中腐熟水谷，则自幽门而传入小肠，故曰太

---

① 帝曰……故曰死：语出《素问·玉机真脏篇》。
② 胃者大仓也：语见《黄帝内经太素·气论胀论》。

仓之下口为幽门，其位幽隐故名之也。

胃脉搏坚而长，其色赤，当病折髀_{音陛}，其耎而散者，当病食痹。

趺_{音夫}阳脉浮者，胃气虚也。数者，胃有热，即消谷引食。涩者，胃中有寒，水谷不化。粗而浮者其病难治，浮迟者久病。

饮食自倍，肠胃乃伤。

脾应肉，肉䐃_{菌同，音窘，腹内脂也}。坚大者，胃厚。肉䐃么者，胃薄。肉䐃小而么者，胃不坚。肉䐃不称身者，胃下。胃下者，下脘约不利也。肉䐃不坚者，胃缓。肉䐃无小裹累者，胃急。肉䐃多小裹累者，胃结。胃结者，上脘约不利也。胃脉若沉濇者，气逆。气逆者，人迎甚盛。人迎者，胃脉也，逆则盛而热，聚于胃口而不行，故胃脘为痈也。

脾脉急甚为瘈疭_{音讼}，微急为膈满不食。

缓甚为痿厥，微缓为风痿，四肢不用。

大甚为击仆，微大为疝气，裹大脓血在肠胃之外。小甚为寒热，微小为消瘅_{音疸}。

滑甚为㿉癃，_{㿉，下坠也}。微滑为虫毒、肠鸣热。

涩甚为肠㿉①，微涩为内㿉，多下脓血也。

---

① 㿉（tuí 颓）：溃。

脾经脉图　步穴歌　是动所生见证

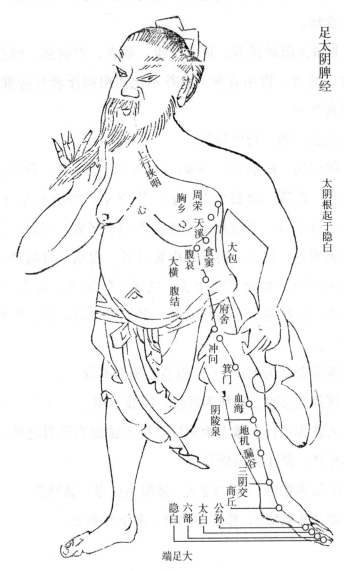

足太阴脾经

太阴根起于隐白

上行挟咽

周荣
胸乡
天溪
腹哀
食窦
大横　腹结
大包
府舍
冲门
箕门
血海
阴陵泉
地机
漏谷
三阴交
商丘
公孙
太白
六部
隐白
端足大

心

凡二十一穴，左右两行，共四十二穴，自冲阳过，交与足大指隐白，循腿腹上行至腋干大包穴止。

足太阴脾经脉起于大指之端，循指内侧_{隐白白肉际}，过窍骨后_{太白}，上内踝前廉商丘上腨_{音转}，内循胻_{音杭}骨后，交厥阴之前，上循膝股内前廉_{阴陵泉穴}，入腹属脾，络胃上膈挟咽连舌本_{舌根系也}，散舌下。其支者，复从胃别上膈注心中。_{踝，蛙上声。}

拇指内侧隐白位，大都节后陷中处。太白窍骨下陷中，公孙节后一寸。至商丘有穴属金经，踝下微前陷中是。内踝三寸三阴交，漏谷六寸有次第。膝下五寸为地机，阴陵内侧膝辅际。血海分明膝膑上，内廉肉际二寸地。箕门血海上六寸，筋间动脉须详谛。衡门五寸大横下，三寸三分寻府舍。腹结横下寸三分，大横二穴挟脐跨。腹哀寸半去日月，直与食窦相连亚。食窦天溪及胸乡，周荣各一寸六者。大包渊腋下三寸，出九肋间当记也。

足太阴脾经少血多气

是动病，则舌本强。食则呕，胃脘痛，腹胀善噫，得后与气则快然如衰，身体皆重，是主脾。

所生病者，舌本痛，体不能动摇，食不下，烦心，心下急痛，寒疟溏，瘕泄水闭，黄疸不能卧，强立股膝内肿厥厥，发也，足大指不用。盛者寸口大三倍于人迎，虚者寸口反小于人迎也。

胃经脉图　步穴歌　是动所生见证

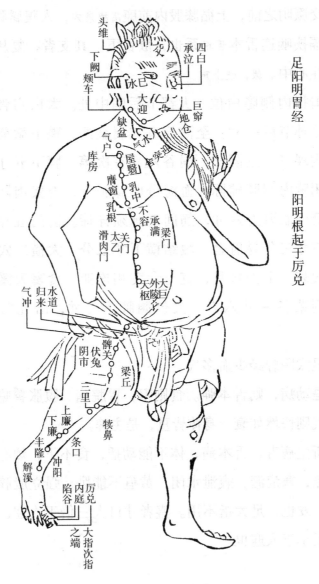

足阳明胃经

阳明根起于厉兑

凡四十五穴，左右两行，共九十穴，自迎香交与承泣穴，上行至头维对人迎，循胸腹至足指厉兑穴止。图穴起自头维，行气实白承泣始也。

足阳明胃之脉起于鼻，交頞中頞音遏，鼻根也，旁约太阳之脉，下循鼻外，入上齿中，还出挟口环唇，下交承浆，却循颐后下廉，出大迎，循颊车，上耳前，过客主人，循发际，至额颅腮。其支别者，从大迎前下人迎，循喉咙入缺盆，下膈属胃络脾。其直行者，从缺盆下乳内廉，下挟脐，入气冲中。其支者，起胃下口幽门之处，循腹里，下至气冲中，而合以下髀关，抵伏兔，下膝膑音牝，中下循胻外廉下足跗音夫，入中指外间。其支者，下膝三寸而别以下入中指外间。其支者，别跗上，入大指间出其端。

胃之经兮足阳明，头维本神寸五寻。下关耳前动脉处，颊车耳下八分针。承泣目下七分取，四白一寸不可深。巨窌①孔傍八分定，地仓挟吻音刎四分临。大迎颔前寸三分，人迎结傍大脉真。水突在颈大筋下，直居气上下于人。气舍迎下挟天突，缺盆横骨陷中亲。气户俞府傍二寸，至乳六寸四分陈。库房屋翳膺窗近，两乳中心名乳中。次有乳根出乳下，各寸六分相去同。穴挟幽门一寸五，是穴不容依法数。其下承满至梁门，关门太乙从头举。节次挨排滑肉门，门各一寸为定理。天枢正在挟脐旁，外陵枢下一寸当。二寸大巨五水道，归来二寸

---

① 巨窌：即巨髎，穴位名。

已相将。气冲曲骨傍三寸，来下气冲脉中央。髀关伏兔后交分，伏兔市上三寸强。阴市膝上三寸许，梁丘二寸得共量。膝膑骭音汗，胫骨。下寻犊鼻，膝眼二穴在两傍。膝下三寸三里位，里下三寸上廉地。条口上廉下一寸，下廉条下一寸系。丰隆下廉外一寸，上踝八寸分明记。解溪冲阳后寸半，冲阳陷上二寸处。陷谷内庭后二寸，内庭次指外间是。厉兑大指次指端，去爪韭叶胃起处。

足阳明胃经，多血多气。

是动病，则洒洒然振寒，善伸数次颜黑，病至则恶人与火，闻木声则惕然而惊，心欲动，独闭户牖而处。甚则欲上高而歌，弃衣而走，贲响腹胀，是为骭厥，是主血。

所生病者，狂疟，湿淫汗出，鼽衄，口㖞唇胗音疹唇疮，颈肿喉痹，大腹水肿，膝膑肿痛，循膺乳气街股伏兔骭外廉，足跗上皆痛，中指不用，气盛则身以前皆热，其有余于胃，则消谷善饥，溺色黄，气不足，则身以前皆寒慄，胃中寒则胀满。盛者人迎左手大三倍于寸口右手，虚者人迎反小于寸口也。

湿土气运　二经引药　二经治法

太阴司天，湿淫所胜，平以苦热佐，以酸辛，以苦燥之，以淡泄之，湿土甚而热，治以苦温，佐以甘辛，以汗为故而止。主丑未上半年。

在泉，湿淫于内，治以苦热，佐以酸淡，以苦燥之，以淡泄之主辰戌下半年

六气太阴之胜，治以咸热，佐以辛甘，以苦泻之。

太阴之复，治以苦热，佐以辛酸，以苦泻之，燥之泄之，土位之主，其泻以苦，其补以甘。

太阴之客，以甘补之，以苦泻之，以甘缓之。

甲巳化土，土运之音曰宫。甲为阳，太宫。乙为阴，少宫平运正宫

中央属土而生湿，高山土湿，泉出地中，水源山隈①，云生岩谷，则其象也。夫性内蕴，动而为用，则雨降云腾，中央生湿，不远信矣。故历候记，土润溽暑于六月。

土运太过，敦阜之纪，其政阴雨湿润，肾水受邪。民病腹痛，清厥，意不乐，体重烦冤，上应镇星。

土运不及，卑监之纪，其政雨水愆期，土衰风行，草木茂荣，飘扬而甚，秀而不实。民病飧泄霍乱，体重腹痛筋骨繇即由，复肌肉瞤酸，善怒脏气举事，蛰虫早附，咸病寒中，上应岁星。

土运平气备化之纪，气协天休，德流四政，五化齐修。其气平，其性顺，其化丰，其政静，其候溽蒸。其脏脾，其长风，其主口，其实肉，其虫倮，其畜牛，其

---

① 隈（wēi微）：山水等弯曲的地方。

病痞。

太阴湿土，主四之气。在大暑后六十日有奇，天度至此云雨大行，湿蒸乃作。

太阴司天，湿淫所胜，则阴沉旦布，雨变枯槁。民病胕肿骨痛，阴痹腰脊头项痛，时大便难，阴气不用，饥不欲食，咳唾则有血，心悬如饥，病本于肾，太溪脉绝者死不治。

太阴在泉，湿淫所胜，则埃昏岩谷，黄反见黑，至阴之交。民病饮积心痛，耳聋浑浑焞焞浑，浊也，焞音敦，火郁也，嗌肿喉痹，阴病血见，小腹痛肿，不得小便，病冲头痛，目似脱，项似拔，腰似折，髀不可以回，腘如结，腨如别，病在膀胱。

足太阴阳明引经药歌

已脾归缩芪防智，代赭茱萸赤茯苓。苍白蔻草麻饴半，玄胡白芍缩砂行。

辰胃丁防砂蔻术，半知葱葛曲苍乌。石膏白芷升檀木，下治相宜效不辜。

脾胃补泻药方

脾胃土味，甘补苦泻，气温凉寒热，补泻各从其宜，逆顺互换，入求责法①。责法，言必求病化有血②盛虚真假，以施治法。

---

① 责法：据文义，疑为"贵法"。

② 血：张俊英刻本作"无"，据文义，当是。

脾苦湿，急食苦以燥之。脾欲缓，急食甘以缓之，以甘补之，以苦泻之。

脾气郁则苦湿，燥与湿反，苦性干燥，故急食苦味燥之。脾土病受制于木，缓土性也，缓则木不求制而土自旺，故脾欲缓也。甘能缓急，食甘以缓之。苦则坚燥，故用苦泻之。逆土性也，甘益于脾，故以甘补之。

脾苦湿，急食苦以燥之白术。

脾欲缓，急食甘以缓之甘草，以甘补之人参，以苦泻之黄连。

脾虚以甘草大枣之类补之，如无他证，益黄散补之。心乃脾之母，以炒盐补之。

脾实以枳实泻之，如无他证，以黄连泻之。

肺乃脾之子，以桑白皮泻之。

脾主湿，自病则泄泻多睡，体重倦怠，急以苦燥之。

实则泻赤黄，睡不露睛，泻黄散。

虚则泄泻白色，睡则露睛，白术散。

肝乘脾贼邪，风胜泻而呕，茯苓半夏汤。

心乘脾虚邪，壮热体重而泻，羌活黄芩苍术甘草汤。肺乘脾实邪，能食不大便而呕嗽，煎槟榔大黄汤下葶苈丸。

肾乘脾微邪，恶寒而泄，理中丸。

凡脾之得病，必先察其肝心两脏之虚实，原其所始而疗之。盖肝为脾鬼，心是脾母。肝气盛则鬼胜，心气亏则脾之生气不足。盛者抑之则退，亏者益之则平。故有抑肝益心二药。诊其脉肝心二脏俱和，是脾自生疾矣，须察本经虚实而治之。此即贵法。

治肝脏实热，相刑于脾。脾既受病，先诊肝脉弦紧或脾脉微带弦急，即宜服此通肝饮，后服脾药，脾受肝热邪多吐逆，受肝冷邪多飧泄。

荆芥　羌活　防风　蔓荆子　川芎　连翘　山栀　麻黄各等分

上为细末。每服三钱，水二盅，煎八分。食后热服。

治心气不足，脾乏生意，即宜服益心气散。

人参　白术　菖蒲　藿香　远志　川芎　白芷　陈皮各等分

上为末。每服二钱，水一盅，煎七分。和渣服。

白术散　正补脾经。

人参　白术　茯苓　甘草　木香　藿香各一两　干葛五钱

上为末。每用二钱，水一盏，煎五分。温服。

四君子汤

人参　白术　茯苓　甘草　加橘红　半夏

上为末，熟汤调下二钱，或作汤亦可。

平胃散

陈皮　厚朴制　甘草　苍术制

上为末，每用二钱，熟汤下或作汤，加姜枣煎。

益黄散，又名补脾散。

陈皮　青皮各一两　诃子去核　甘草各五钱　丁香二钱

上为末。每用二钱，水一盏，煎六分。食前温服。

泻黄散，又名泻脾散。

藿香七钱　栀子五两　石膏五钱　甘草三两半　防风四两

上剉，同蜜酒炒香为末。每用二钱，水一盏，煎五分。

安胃散

黄芪二钱　人参一钱　甘草生炙，各五分　白芍药七分
陈皮一钱　白茯苓一钱　黄连三分

上粗末。每服二钱，水一盏，煎五沸。去渣热服。

治脾热胁痛腹满、目赤不止、口干唇裂方。

石膏　生地黄汁　赤蜜各一斤　淡竹叶五升

水一斗二升，先煮竹叶取七升，去渣澄清，煮石膏取三升五合，去渣，下地黄汁及蜜，煎三升。细服。

槟榔散，治脾寒饮食不消，劳倦气胀，噫满忧不乐方。

槟榔八枚　人参　茯苓　神曲　麦芽　吴茱萸　厚朴
白术各二两

上为末。食后酒调方寸匕，日再服。

麻豆散，治脾弱不下饮食，饵此以当食方。

大豆黄二升，炒　火麻子炒令香

上为末。随意饮汤下。

泻胃热方

栀子仁　射干　升麻　茯苓各三两　芍药四两　白术五两　生地　赤蜜各一升

上咬咀，水九升，煮四升半，去渣，下地黄汁，煮三升，下蜜煮三升。作四服。

人参散，补胃虚寒，身枯瘦骨节痛。

人参　甘草　细辛各八钱　麦门冬　桂心　当归各七钱　干姜二两　远志九钱　吴茱萸一两　蜀椒三钱

上为末。食后温酒调下，方寸七。

治胃气虚冷，风邪攻之，食即呕逆，食不化，泄泻黄瘦。

诃子一两，面煨取皮　舶上硫黄二两　肉豆蔻　吴茱萸　防风　厚朴去皮姜制　川芎　苍术　藿香　独活各八钱

上为末。炼蜜丸如梧桐子大。半夏汤下。

胃风汤，治风冷乘虚，客于肠胃，水谷不化，泄泻注下，腹胁虚满肠鸣，及肠胃湿毒，下如豆汁或瘀血。

白术　白芍药　川芎　人参　茯苓去皮　当归各二钱　肉桂去粗皮，五分

水二盅，粟米一撮，煎至一盅。不拘时服。

治胃俱实热方

大黄　麻仁　黄芩各四两　杏仁　赤茯苓　甘草　陈皮　芒硝　泽泻各三两

上咬咀，水九升，煮三升，绞去渣，内音纳大黄，煮

三沸，去渣下硝四分服。得清利快止后服。

白术散，治脾胃虚寒。

白术　茯苓　人参　川芎　神曲麦芽　厚朴　吴茱萸各二两

上为末，酒服方寸七，食后服一方。加大腹皮、陈皮。

卷之三

心小肠总图　二经总论　脉解

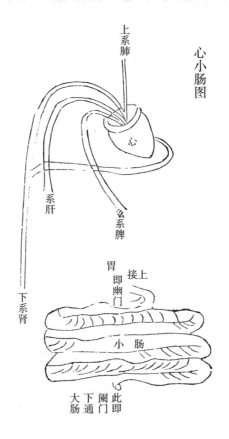

心小肠图

上系肺

系肝

系脾

下系肾

胃
即幽门

接上

小　肠

大　下　阑　此
肠　通门　即

观此图则知肺、肝、脾、肾皆本心生。

午心火，主手少阴经。未小肠，主手太阳经。此二经为表里，其位居肺下膈，上为一身之君，主附着于脊之第五椎，形如未敷莲花，中有七孔三毛，以通天真之气神之宇也。经云：心者，君主之官，神明出焉①。十二官皆听命于心，故主不明，则十二官危，使道闭塞而不通，形乃大伤。《难经》云：心重十二两，盛精汁三合，主藏神②。又云：心色赤，其臭焦，其味苦，其声言，其液汗③。

火王于夏，相于春，发于季夏，囚于秋，死于冬。其王日丙丁，王时日中。其困日庚辛，困时晡时。死日壬癸，死时夜半。

俞在脊第五椎傍，募在腹上巨阙。

经云心者生之本，神之处也。其华在面，其充在血脉，为阳中之太阳，通于夏气。

南方赤色入通于心，开窍于耳。

火精之气其神④神，舌为心之官，当言于舌，舌用非窍，故云耳也。盖手少阴之络会于耳中故也。

心色赤而中虚，离之象也。

心气通于舌，舌和则知五味矣。

雷气通于心。

背为阳，阳中之阳，心也。

精心并于心则喜。

---

① 心者……神明出焉：语出《素问·灵兰秘典论》。

② 心重十二两……主藏神：语出《难经·四十二难》。

③ 心色赤……其液汗：语见《难经·三十四难》。

④ 神：张俊英刻本作"藏"，据上下文义，当是。

心恶热。

血病无多食咸。

久视伤血，劳伤心也。

忧愁思虑则伤心。

损其心者调其荣卫。

心色赤欲如白裹朱，不欲如赭。又云：赤如鸡冠者生，如衃血者死①。

心热病，额先赤。

心气虚则悲不已，实则笑不休。

心伤则惊，喜忘善怒。伤心者其人劳倦，即头面赤而下重。心痛彻背烦热。

心热病，先不乐数日乃热，热争则卒心痛，烦闷善呕头痛，面赤无汗，壬癸甚，丙丁大汗，气逆则壬癸死。刺手少阴太阳。

心疟者，令人烦心，甚欲得清水，反寒多不甚热。刺手少阴神门。

肝移寒于心，在膈中。肝移热于心则死。

膀胱移热于小肠，膈肠不便，上为口糜。

心咳之状，咳则心痛，喉中介介如梗状介音戛，甚则咽肿喉痹。

心咳不已，小肠受之，其状咳而失气，气与咳俱失。

---

① 赤如鸡冠……衃血者死：语出《素问·五脏生成篇》。

心风之状，多汗恶风，焦绝善怒，赤色病，甚则不可言快，诊在口，其色赤。

心痹者脉不通，烦者心下鼓，暴上气而喘，嗌干善噫，厥气上则恐。

心气热则下脉厥而上，上则下脉虚，虚则生脉痿，枢杦音托挈胫纵而不任地也。

心之积名曰伏梁，在脐上。

心实梦受惊怪异，虚梦烟火飞明。又云：心气盛则梦笑、恐畏①。

厥气客于小肠，则梦聚邑街衢。

左寸心小肠脉所出。浮大而散者心也，浮滑而长者小肠也。

心脉浮大而散，心合血脉，循血脉而行。持脉指法，如六菽之重，按至血脉而得者为浮，稍稍加力脉道粗者为大，又稍加力脉道阔软者为散也。

帝曰：夏脉何如而钩？岐伯曰：夏脉者心也。南方火也，万物之所以盛长也，故其气来盛去衰，故曰钩。反此者病。曰：何如而反？曰：其气来盛去亦盛，此谓太过，病在外。其气来不盛去反盛，此谓不及，病在中。又曰：夏脉太过与不及，其病皆何如？曰：太过则令人身热而肤

① 心气盛则梦笑恐畏：语出《灵枢·淫邪发梦》。

痛，为浸淫。不及则令人烦心，上见咳唾，下为气泄①。平心脉来，累累如连珠，如循琅玕曰平。夏以胃气为本，脉来喘喘，连属其中，微曲曰心病。脉来前曲后居居，不动也，如操带钩曰心死。

真心脉至，坚而搏，如循薏苡子累累然，其色赤黑，不泽毛折乃死。

心病烦闷少气，大热。热上荡心，呕吐咳逆，狂语，汗出如珠多厥，其脉当浮，今反沉而滑，其色当赤而反黑者死，此水克火也。

心脉搏坚而长，当病舌卷不能言，其耎而散者，当消渴自己。

夏心脉欲洪大而散。脾脉欲洪而迟缓。肺脉欲洪而浮涩。肾脉欲洪而沉滑。命门脉与肾同。肝脉欲洪而弦长。

《难经》云：假令得心脉，其外证面赤口干喜笑，其内证脐上有动气，按之牢若痛，其病烦心心痛，掌中热而啘音拙，干呕也。有是者心也，无是者非也②。

手少阴气绝则脉不通，脉不通则血不流，血不流则气泽去。故面色黑如黧，此血先死，壬日笃，癸日死。

华佗云：肺下右侧可见心系，系于脊髓下，通于肾，

---

① 帝曰夏脉下为气泄：语出《素问·玉机真脏篇》。
② 假令得心脉……非也：语出《难经·十六难》。

其心系有二，一则上与肺通，一则自心入肺两大叶间，曲折向后，并脊膂，细络相连，贯通脉髓，而与肾系相通。愚谓四脏之系皆通于心，心则通于四脏之系也，交相连输，其血气渗灌骨髓。故五脏有病先干于心，其系上连于肺，其别自肺两叶向后贯脊下肾，又自肾而之膀胱，与膀胱膜络并行之于溲溺处也。肺之系者上通气喉，其中与心系相通。脾之系者，自膈中微近左胁，居胃之上，并胃胞络及胃脘相连贯膈，与心肺相通，与膈膜相缀也。肝之系自膈下着右胁肋上贯膈入肺中，与膈膜相连肾之系，贴脊膂脂膜中，两肾二系相通而下行，其上与心系通也。

经云：小肠，受盛之官，化物出焉①。

小肠重二斤十四两，长三丈二尺，广二寸半，径八分分之少半，左回叠积十六曲，容谷二斗四升，水六升三合合之大半。

凡胃中腐熟水谷其滓秽，自胃之下口传入小肠上口，自小肠下口，阑门之际，泌别水液泌音秘，渗入膀胱，其糟粕传入大肠上口矣。

小肠为赤肠。

小肠病者，小腹痛，腰脊控睾而痛睾音高，阴子也，时窘耳前热，若寒甚，独肩上热，及手小指次指之间热，

---

① 小肠……化物出焉：语见《素问·灵兰秘典论篇》。

若脉陷者，其候也。

小肠有寒，则下重，便脓血，有热必痔。

小肠有宿食，常暮发热，明日复止。

小肠胀者，小腹膜满膜音嗔，胀起也，引腹而痛。

心经脉图　步穴歌　是动所生见证

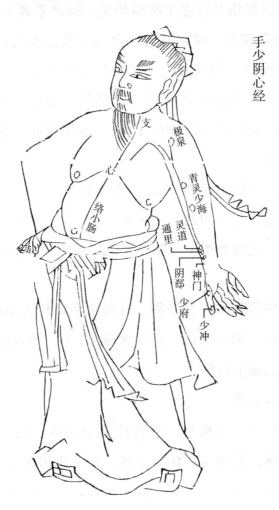

凡九穴，左右两行，共一十八穴。自大包交与腋下极泉，循臂行至小指少冲穴止。

手少阴心之脉，起于心中，出属心系，下膈络小肠，其支者，从心系，上挟咽，系目，其直者，复从心系，却上肺出腋下，下循臑内后廉，行太阴心主之后，下肘内廉少海循臂内后廉，抵掌后兑骨之端神门，入掌内廉，循小指之内出其端少冲。

少阴心起极泉中，腋下筋间脉入胸。青灵肘上三寸取，少海肘内节后容。灵道掌后一寸半，通里腕后一寸逢。阴郄五分取动脉，神门掌后兑骨同。少府节后劳宫直，小指内侧取少冲。

手少阴心经，少血多气。

是动病，则嗌干心痛，渴而欲饮，是为臂厥，是主心。

所生病者，目黄胁痛，臑臂内后廉痛，厥掌中热，痛盛者寸口大再倍于人迎，虚者寸口反小于人迎也。

小肠经脉图　步穴歌　是动所生见证

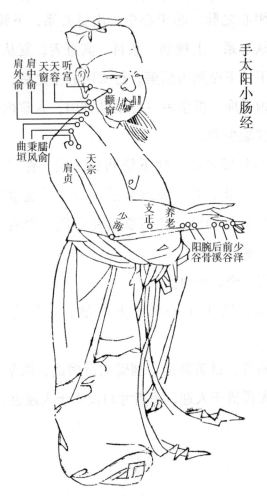

手太阳小肠经

肩外俞　肩中俞　天窗　天容　听宫　颧髎

曲垣　秉风　臑俞　肩贞　天宗

少海　支正　养老

阳谷　腕骨　后溪　前谷　少泽

凡一十九穴，左右两行，共三十八穴。自少冲交与小指少泽，循肘上行至面听官穴止。

手太阳小肠之脉起于小指之端少泽，循手外侧上腕腕骨，出踝中腕下兑骨为踝，直上循臂骨下廉支出，出肘内侧两骨之间，上循臑外后廉，出肩解，绕肩胛交肩上入缺盆，络心，循咽，下膈，抵胃，属小肠。其支者，从缺盆贯颈上颊，至目锐眦，却入耳中，其支者，别循颊上䪼，抵鼻至目内眦，斜络于颧。

手小指端起于少泽，前谷外侧节间索。节后陷中是后溪，腕骨陷前看外侧。腕中骨下阳谷讨，腕上一寸名养老。支正腕后量五寸，少海肘端五分好。肩贞胛^{音甲}下两骨解，臑俞大骨之下保。天宗骨下有陷中，秉风髎后举有空即孔字。曲垣肩中曲胛裹，外俞胛上一寸从。肩中二寸大椎旁，天窗颊下动脉详。天容耳下曲颊后，颧髎①面端兑骨当。听宫耳珠大如菽，此一经为手太阳。

手太阳小肠经，多血少气。

是动病则嗌痛颔肿，不可回顾，肩似拔，臑似折，是主液。

所生病者，耳聋目黄颊肿，颈颔肩臑肘臂外后廉痛，盛者人迎大再倍于寸口，虚者人迎反小于寸口也。

君火气运　二经引药　二经治法

少阴司天，热淫所胜，平以咸寒，佐以苦甘，以酸收之，在泉热淫于内，治以咸寒，佐以苦甘，以酸收之，以苦发之。^{主下半年}

①　颧髎：即颧髎，穴位名。

六气少阴之胜，治以辛寒，佐以苦咸，以甘泻之。

少阴之复，治以咸寒，佐以苦辛，以甘泻之，以酸收之，以苦发之，以咸软之。

火位之主，其泻以甘，其补以咸。

少阴之客以咸补之，以甘泻之，以咸收之。收当作㽷。

戊癸化火，其音曰徵，戊为阳，太徵，癸为阴，少徵，平运正徵。

南方属火而生热，阳盛所主，君火之政也。太虚昏翳，其若轻尘，山川悉然，热之气也。火明不彰，其色如丹，郁热之气也。若彤云暴升，从音宗然叶积，乍盈乍缩，崖谷之热也。

火运太过，赫曦之纪，其政暑热炎灼，肺金受邪。民病疟少气，咳喘血溢，血泄注下，嗌燥耳聋中热，肩背热上，应荧惑星。

火运不及，伏明之纪，其政热寒雨，火衰寒行。民病胸中痛，胁支满，两胁痛，膺背肩胛间及两臂内痛，郁冒瞀昧，心痛暴瘖，胸腹胁下与腰背相引而痛，上应辰星。

火运平气，升明之纪，正阳专治，德施周普，五化均衡，其气高，其性速，其化蕃，其政明曜，其养血，其病瞤瘛，少阴君火，主二气，在春分后六十日有奇，天度至此，暄淑乃行，不行炎暑，君之德也。

少阴司天，热淫所胜，怫热至，火行其政，金气受克。民病胸中烦热，嗌干，右胠满，病集于右，皮肤痛热寒喘咳，肺经尺泽不至死者死，当子午上半年之政。

君火在泉，热淫所胜，则焰浮川泽，阴处反明。民病腹中常鸣，气上冲胸，喘不能久立，寒热皮肤痛，目暝齿颊肿，恶痛，发热如疟，小腹中痛腹大，当卯酉下半年之政。

手少阴太阳引经药歌

午心麻桂独栀芩，生地归连代石英。更有细辛并半夏，熟地五味泽同成。

未小肠砂使赤脂，术羌生地赤芩宜。防茴藁蔓羌黄柏，六味功能上下移。

心小肠补泻药方法

心小肠火，味甘补苦泻，气热补寒泻。

心苦缓，急食酸以收之。五味子

心欲软，急食咸以软之芒硝，以咸补之泽泻，以甘泻之。人参、甘草、黄芪。

心脉虚，则苦于缓，缓则不收，酸性收敛，急食酸以收其缓焉。心属火，心病受制于水，则水不制火，而火自盛，是以心欲软也。咸能软，急食咸以耎之。咸益于心，故用咸以补之。甘缓其心，故用甘泻之。苦先入心。

心宜食酸。

心虚以炒盐补之，虚则补其母，木能生火。肝乃心之母，以生姜补肝，如无他证用安神丸主之。

心实以甘草泻之，如无他证用泻心汤，轻则导赤散。又心实则烦热，黄连泻心汤。虚则惊悸音异，生犀散。

肺乘心微邪，喘而热，泻白散。

肝乘心虚邪，风热，煎大羌活汤，下大青丸。

脾乘心实邪，泄泻身热，泻黄散。

肾乘心贼邪，恐怖恶寒，安神丸。

凡心脏得病，必先调其肝肾二脏，肾者心之鬼，肝气通则心气和肝，气滞则心气乏，故心病先求于肝，是澄源也。五脏有病，必先传其所胜，水能制火，则肾邪必传于心，故先制其肾，逐其邪，诊其肝肾俱和，而心自生疾，则随其本经虚实而治之。

治肾邪相刑于心，心既受病，先诊肾脉，观其病症，若肾邪干心，宜先服此退肾邪散。

萆薢　牛膝　茯苓　石斛　续断各五钱　羌活　独活　木香　川芎各一钱　天灵盖酥炙，三钱

上为末，以小便少，化麝香三铢，入蜜同炼，为丸梧桐子大。每服三十丸。空心盐汤下。

治肝气亏损致心乏生气，遂生虚冷，心既受病，当诊见心肝脉俱弱，即先服此方。

五味　白术　干熟地黄　川芎　甘草　山茱萸　黄芪　当归　防风　白石英　紫石英各等分

上为末，每服二钱，水一盏，枣二枚，煎八分。食前服。

安神丸，正补心脏。

麦门冬　马牙硝　白茯苓　寒水石研，各六钱　朱砂一钱　甘草五钱　龙脑二分五厘　山药七钱

上为末，炼蜜为丸，如鸡头大。每服半丸，砂糖水下。

泻心汤泻丙

黄连一两，去须

上末。每服一字，温水调服。

导赤散泻

生地焙干　木通　甘草各等分

上为末，每服三钱，水一盏，入竹叶，煎五分。食后服。

定志丸

人参　茯苓各三钱　菖蒲　远志各二钱

上为末，炼蜜为丸，如梧桐子大。每服七丸，米汤下。

硃砂安神丸

硃砂五钱，水飞研为衣　黄连六钱，酒洗　甘草五钱　生地二钱　当归二钱半，酒洗

上为末，汤浸蒸饼为丸，如米大。每用十五丸，津咽下。

治心经实热或欲吐，吐不出，烦心喘急头痛。

石膏二两　淡竹叶七钱　香豉一两豉音匙　小麦二合　地

骨皮九钱　茯苓五钱　栀子五枚

　　上水二盏，煎至一盏。去渣温服。

　　甘草泻心汤，治利下，水谷不消，肠鸣，心下痞满，干呕。

　　甘草　半夏八钱　黄芩　干姜　人参各一两　黄连三钱三分　大枣十二枚

　　水三升三合煮，取二升，去渣再煮，取一升。分三服。治寒霍乱，加附子，渴加栝蒌根，呕加陈皮，痛加当归，客热以生姜代干姜。

　　竹沥汤，治心实热，惊梦喜笑，恐畏不安。

　　生地汁一升　淡竹沥一升　石膏八两　芍药　白术　人参　栀仁各一两　赤石脂　紫菀　知母　茯神各二两

　　上咀水九升，煮十味，取二升七合，去渣，下竹沥更煮，取三升，欲利加入芒硝二两，去芍。分三服。

　　大补心汤，治虚损心弱，惊惑妄语，力衰色枯。

　　黄芩　附子各五分　甘草　茯苓　熟地　桂心　阿胶各一钱　半夏　远志　石膏各二钱　生姜五钱　饴糖一两　枣二枚

　　水二盅，煎一盅，下糖温服。

　　柴胡泽泻汤，治小肠热胀，有口疮。

　　柴胡　泽泻　黄芩　陈皮　旋覆花　枳实　升麻各一钱半　生地黄五钱

　　水三盅，煮盅半。入芒硝服。

大黄丸，治小肠热结，满不通。

大黄一两　芍药一两半　巴豆五粒　大戟一两半　葶苈一两　杏仁二十五粒　朴硝一两半

上为末，炼蜜为丸，梧桐子大。大人七丸，小儿二丸。

治小肠虚寒，痛下赤白，肠滑用此补之。

当归　黄柏　地榆各二钱　黄连　阿胶各一钱　石榴皮二钱

水二盅，煎至八分，去渣。下胶烊服。

治小肠冷气，非时刺痛。

蓬术　茴香　川芎　牛膝各五钱　桂心一分

上末。每服二钱，磁器内，葱汤下。

治小肠虚热，忽因酒后频吃冷水并蘁汁梨子之类，冷气裹热结于小肠，其病伏，脐下结硬块不通，连外肾俱肿，宜此方。诊其小肠脉短，此阴中有伏阳也。

吴茱萸一钱　川芎五钱　木通五钱　半夏八分

上为末，每服三钱，水一盏，葱三茎同煎八分。空心和渣服。侯觉得肿处痒，续进一盏。其肿痒后散满，一服即效。

椒附丸，治小肠虚冷，小便频多。

川椒炒去汗　桑螵蛸酒炙　龙骨　山茱萸　附子炮去皮脐　鹿茸酒蒸焙，各等分

上为末，酒糊为丸，如梧桐子大。每服七十丸，盐汤下。

赤茯苓汤，治小肠实热，面赤多汗，小便不利。

　　槟榔　生地　黄芩各二钱　赤茯苓　麦门冬去心，各二钱　赤芍药　甘草各一钱半

　　水一盏，半姜三片，煎八分。去渣温服。

卷之四

肾膀胱总论　二经总论　脉解

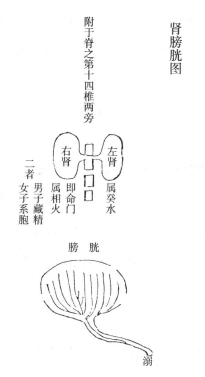

肾膀胱图

附于脊之第十四椎两旁

右肾　左肾

即命门　属癸水

属相火

男子藏精

二者女子系胞

膀　胱

溺

其精管自两肾脊骨间发来，绕大肠之右，从溺管之下同出前阴而泄精。

　　酉肾水，主足少阴经。申膀胱，主足太阳经。此二经为表里，位处下焦，其脏有二，形如豇豆，相并色紫黑，而曲附于脊之十四椎两傍膂筋间，其外有脂裹，内色淡白主藏精水，大约与前脐平。故经云：脏精下于肾，是肾藏骨髓之气也①。又云：肾者主水，受五脏六腑之精而藏之，故五脏盛，乃能泄②。又腰者，肾之府，转摇不能，肾将败也。经云：肾者，作强之官，伎巧出焉③。《难经》云：肾有两枚重一斤二两，主藏志④。又云：肾藏精与志⑤。又云：脏各有一耳，肾独有两者，何也？然：肾两者，非皆肾也，左为肾，右为命门。命门者，诸神精之所舍原气之所系也。男子以藏精，女子以系胞，故知肾有二也⑥。

肾有两者，以左为肾，右为命门也。男子以此而藏精，受诸脏腑之精而藏之，女子于此而系胞是得精而能施化胞则受胎之所也。原气谓脐下肾间动气，人之生命十二经之根本。故言非皆肾也。三十九难亦言左肾，右命门，而又言其气与肾通其实一也。故项氏家说引沙随程氏曰，北方常配二物，故惟坎加习于物为龟为蛇，于方为朔为北为太玄为冈为冥。习，重也。朔，北方。冈音罔，罔，两也。冥，昏也。

肾色黑，其臭腐，其味咸，其声呻，其液唾。

水旺于冬，相于秋，发于春，因于夏，死于季夏。其

---

① 脏精……骨髓之气也：语出《素问·平人气象论篇》。
② 肾者主水……乃能泄：语出《素问·上古天真论篇》。
③ 肾者……伎巧出焉：语见《素问·灵兰秘典论篇》。
④ 肾有两枚重……主藏志：语出《难经·四十二难》。
⑤ 肾藏精与志：语见《难经·三十四难》。
⑥ 又云……故知肾有二也：语见《难经·三十六难》。

王日壬癸，王时人定夜半，困日丙丁，困时禺中，死日戊巳，死时日昳。

肾腧在十四椎旁，募在京门腰间季胁。

经云：肾者，主蛰，封藏之本，精之处也。其华在发，其兑在骨，为阴中之少阴，通于冬气①。

北方黑色入遍于肾，开窍于二阴，藏精于肾，二阴，前阴后阴。肾气通于耳，耳和则知五音矣。

雨气通于肾。

精气并于肾则恐。

肾恶燥。

咸走血，血病无多食咸。

久立伤骨，劳于肾也。

久坐湿地，强力入水则伤肾。

损其肾者益其精。

肾色黑，欲如重漆色，不欲如地苍。又黑如乌羽者生，如炱者死。炱音苔。

肾热病，颐先赤。

肾热病者，先腰痛胫痠苦渴，数饮身热，热争则项痛而强，胻寒且痠，足下热，不欲言，其逆则项痛员员澹澹然负负谓似急也，澹澹谓似欲不定也。戊巳甚，壬癸大汗气逆，则戊巳死。刺足少阴太阳。痠音酸。

① 肾者……通于冬气：语出《素问·六节藏象论篇》。

肾气虚则厥逆，实则胀满。

肾著之病，其人从腰以下冷，腰重如带五千钱。

肾胀者，腹满引背中央，然腰髀痛。

肾水者，腹大脐肿腰重痛不得溺，阴下湿如牛鼻头汗，其人足逆寒，大便反坚

肾积名曰奔豚，发于小腹上至心下。

肾病者色黑，气弱吸吸少气，两耳苦聋腰痛，时时失精，食减，膝下以下清①，其脉沉迟为可治，宜补。

邪在肾则骨痛，阴痹者，按之而不得，腹胀腰痛，大便难，肩背颈项强痛，时眩，取涌泉、昆仑，视有血者，尽取之。

肾疟者，令人洒洒腰脊痛，宛转大便难，目眴眴然，手足寒。刺足太阳少阴。眴音绚，目动也。

肺移寒于肾为涌水，涌水者，按腹不坚，水气客于大肠，疾行则鸣濯濯，如囊裹浆，治主于肺肺移热于肾传为柔痓痓音次，恶也。

肾咳之状，咳则腰背相引而痛，甚则咳涎。

肾风之状，多汗恶风面㿏然浮肿㿏音茫，丰厚貌，脊痛不能正立，其色炲，隐曲不利，诊在肌上其色黑。

肾痹者，善胀，尻以代踵，脊以代头。此证如人垂首，向地寻物貌。

---

① 膝下以下清：据上下文义，疑为"膝以下清"。

肾气盛，则梦腰脊两解，不相属。虚则梦见舟船溺人。厥气客于肾，则梦临渊没居水中。

左尺肾膀胱脉所出。<small>沉而迟，肾也。沉实而稍疾，膀胱也。</small>

肾脉沉而软滑，肾合骨。肾脉循骨而行，持脉指法，按在骨上而得者为沉，次重以按之脉道无力而濡，举指来疾流利者为滑。

《难经》曰：冬脉石[1]。

帝曰：冬脉何如而营？脉沉而深，如营动也。滑氏曰：营如营垒之营，所屯聚处也。冬月万物合藏，故曰营。岐伯曰：冬脉者肾也，北方水也，万物之所以合藏也，故其气来沉以搏，故曰营。反此病者。曰：何如而反？曰：其气来如弹石者，此谓太过，病在外；其去如数者，此谓不及，病在中。曰：冬脉太过与不及，其病皆何如？曰，太过则令人解㑊，脊脉痛而少气不欲言[2]。解㑊者，倦怠之极，强不强、弱不弱、寒不寒、热不热，解解㑊㑊，不可名言之也。

不及则令人心悬，如病饥䏚中清，脊中痛，小腹满小便变。<small>䏚音蒸。</small>

䏚，季胁之下挟脊两傍空软处也，肾外当䏚，故䏚中清冷也。

脉来喘喘累累如钩<small>喘喘，端也，又疾息貌。累累，叠也，增</small>

---

① 冬如石：语见《难经·十五难》。
② 帝曰……少气不欲言：语出《素问·玉机真脏篇》。

也，按之而坚曰肾平。

《难经》曰：其来上大下兑，濡滑如雀之啄，曰平[①]。吕广[②]云：上大者足太阳，下兑兑者，足少阴，阴阳得所为肾气强，故曰平。

冬以胃气为本。

脉来如引葛，按之益坚，曰肾病。

脉来发如夺索，辟辟如弹石，曰肾死。辟辟，急促也。

脉至搏而绝，如指弹石，辟辟然，色黑黄，不泽，毛折乃死。

肾脉搏坚而长，其色黄而赤者当病折腰，其软而散者当病少血，至令不复也。

冬肾脉，欲沉而滑，命门脉与肾同。肝脉欲沉而弦，心脉欲沉而洪，脾脉欲沉而缓，肺脉欲沉而涩。

《难经》曰："假令得肾脉，其外证面黑善恐欠，其内证脐下有动气，按之牢若痛，其病逆气小腹急痛，泄如下重足胫寒而逆。有是者肾也，无是者非也[③]。"

足少阴气绝即骨枯，少阴者冬脉也，伏行而温于骨髓，故骨髓不温，即肉不着，骨骨肉不相亲，即肉濡而却，肉濡而却，故齿长而枯发无润泽。无润泽者骨先死，戊日笃，已日死。

---

① 其来上大下兑……曰平：语出《难经·十五难》。
② 吕广：三国时期吴国太医。以医术知名，善诊脉论疾。
③ 假令得肾脉……无是者非也：语见《难经·十六难》。

膀胱者，州都之官，津液藏焉，气化则能出矣。

膀胱重九两二铢，纵广九寸，盛溺九升九合，居肾下之前，大肠之侧，当脐上一寸水分穴之处，小肠之下乃膀胱际也。水液由此渗入焉。

水泉不止者，膀胱不藏也，得守者生，失守者死。

《甲乙经》曰：膀者横也，胱者广也。言其体横广而短也。膀胱病者，小腹偏肿而痛，以手按之，则欲小便而不得，肩上热，若脉陷足小指外侧，及胫踝后皆热，若脉陷者，取委中①。

膀胱胀者，小腹满而气癃。

厥气客于膀胱，则梦遊行

膀胱有热，则淋闭。膀胱不约，为遗溺。

谓睡中遗尿也。经云，膀胱津液之府，水注由之然，足三焦脉实，约下焦而不通。足三焦脉虚，不约下焦则遗溺也。膀胱又名足三焦也。

---

① 膀者横也……取委中：语出《针灸甲乙经·三焦膀胱受病发少腹肿不得小便》。

肾经脉图　步穴歌　是动所生见证

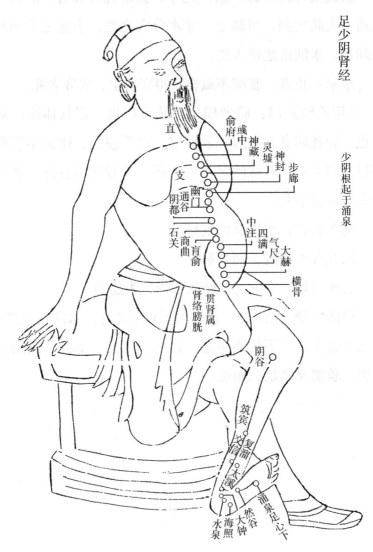

足少阴肾经

少阴根起于涌泉

直

俞府　彧中　神藏　灵墟　神封　步廊

支　幽门　通谷　阴都

石关　商曲　肓俞　中注　四满　气尺　大赫　横骨

贯肾属　肾络膀胱

阴谷

筑宾　复溜　交信　太溪　涌泉足心　然谷　大钟　海照　水泉

凡二十七穴，左右两行，共五十四穴。自至阴交与足心涌泉，循膝腹上行至胸俞府穴止。

足少阴之脉，起于小指之下，斜趣①足心，出然谷之下，循内踝之后，别入跟中，上腨内，出腘内廉，腨音胎，足肚也。上股内后廉贯脊属肾。络膀胱，其支者，从肾上贯肝膈入肺中，循喉咙，挟舌本，其直②者，从肺出络心注。胸中。

涌泉屈足卷指起，肾经起处此其所。然谷踝前大骨下，踝后跟上太溪府。溪下五分寻大钟，水泉溪下一寸许。照海踝下阴跷生，踝上二寸复溜名。溜前筋骨取交信，亦曰踝上二寸行。筑宾六寸腨分处，阴谷膝内辅骨际。横骨有陷如仰月，大赫气穴四满处。中注肓俞正挟脐，六穴一寸各相去。商曲石关上阴都，通谷幽门一寸居。幽门半寸挟巨关，步郎神封过灵墟。神藏彧中入俞府，各一寸六不差殊。欲知俞府之位分，璇玑穴旁各二寸。

足少阴肾经，少血多气。

是动病，则饥不欲食，面黑如地色，咳唾则有血，喝喝而喘，坐而欲起，目䀮䀮如无所见，心如悬，病饥状气不足则善恐，心惕惕如人将捕之，是谓骨厥。是主肾所生病者，口热舌干咽肿上气，嗌干及痛烦心心痛黄疸肠澼，脊臀股内后廉痛，痿厥，嗜卧足下热而痛，盛者寸口大再倍于人迎，虚者寸口反小于人迎也。

---

① 趣：通"趋"。趋向。《列子·汤问》："汝先观吾趣。"
② 直：据上下文义，疑为"支"。

膀胱经脉图　步穴歌　是动所生见证

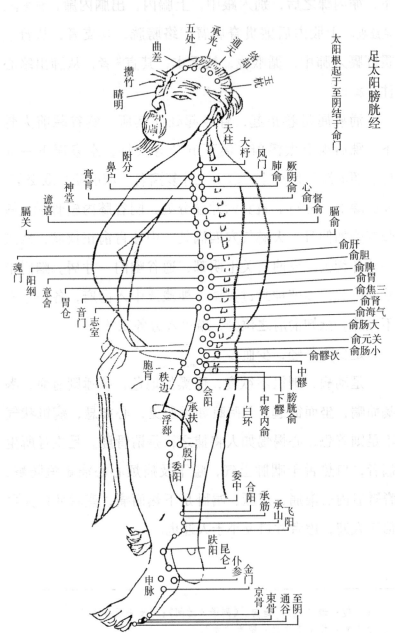

足太阳膀胱经

太阳根起于至阴结于命门

曲差　五处　承光　通天　络却　玉枕

攒竹　睛明

天柱　大杼　风门　厥阴俞　心俞　督俞　膈俞

附分　鼻分　肺俞

膏肓　神堂　譩谞　膈关

魂门　阳纲　意舍　胃仓　音门　志室

俞肝　俞胆　俞脾胃　俞焦三　俞肾　俞海气　俞肠大　俞元关　俞肠小　俞髎次　中髎　膀胱俞　中膂内俞　白环　下髎

胞肓　秩边　会阳　承扶　浮郄　殷门　委阳　委中　合阳　承筋　承山　飞阳

跗阳　昆仑　仆参　金门　申脉　京骨　束骨　通谷　至阴

凡六十六穴，左右两分，共一百三十二穴。自听宫穴交与睛明，循头颈下背腰臀腿至足小指至阴穴，诸经络左右手足两分对待而行，惟膀胱经在脊两旁连支别共四路，俱系背上至头足仍合两路。

足太阳之脉起于目内眦睛明，上额，交巅，其支别者从巅至耳上角，其直行者，从巅入络脑，还出别下项，循肩髆音卜内挟脊抵腰中，入循膂络肾，属膀胱。其支别者，从腰中下贯臀，入腘中。其支别者，从髆内左右别下贯胛，音申挟脊内过髀音髀枢，循髀外后廉，下合腘中以下贯腨内，出外踝之后，循京骨，至小指外侧端。

足太阳兮膀胱经，目眦内侧始睛明，眉头陷中攒竹名，曲差寸半神庭畔，五处挨排列上星，承光五处后寸半，通天络却亦相承，玉枕横挟于脑户，尺寸当准铜人经，天柱挟项后发际，大筋外廉陷中是，挟脊相去寸五分，第一大抒二风门，肺俞三椎厥阴四，心俞五椎之下论，督俞膈俞相梯级，第六第七次第立，第八椎下穴无名，肝俞第九胆第十，十一椎下脾俞举，十二椎下胃俞取，三焦肾俞气海俞，十三四五为定矩，关元大肠俞安量，十六十七椎两傍，十八椎下小肠俞，十九椎下寻膀胱，中膂二十椎下是，白环二十一椎当，上髎次髎中与下，一空二空挟腰跨，并同挟脊四个穴，载在千金相连亚，会阳阴尾傍八分，分寸须与督脉亲，第二椎下外附分，挟脊相去古法云，先除脊骨量三寸，不是灸穴能伤筋，魄户三椎膏肓四，四下五上胛骨里，第五椎下索神堂，第六椎下寻譩譆，膈关第七魂门九，阳刚意舍依此数，胃仓肓门屈指谈，推看十二与十三，志室次之为十四，胞肓十九合相参，秩边二十椎下详，扶承①臀下阴纹当，殷门扶承通六寸，浮郄一寸上委阳，委阳却与殷门并，腘中外廉两筋乡，委中膝腘约文里，此下三寸寻合阳，承筋腨肠中尖是，承山腨下分肉旁，飞阳外踝上七寸，附阳踝上三寸量，金门正在外踝下，昆仑踝后跟骨中，僕恭跟骨下陷是，申脉分明踝下容，京骨外侧大骨下，束骨本节后相通，通谷本节前陷索，至阴小指外侧逢。

足太阳膀胱经，多血少气。

是动病，则衡头痛，目似脱，项似拔，脊痛腰折，髀不可以曲，腘如结，腨如裂，是为踝厥，是主筋。

所生病者痔，疟狂头疾，头囟顶痛，目黄泪出，鼽衄，项背腰尻腘腨脚皆痛，小指不用，盛者人迎大再倍于寸口，虚者人迎反小于寸口也。

寒水气运　二经引药　二经治法

太阳司天，寒淫所胜，平以辛热，佐以其苦，以咸泻之，在泉，寒淫于内，治以甘热，佐以苦辛，以咸泻之，以辛润之，以苦坚之。

---

① 扶承：应为"承扶"，穴位名。

太阳之胜，治以甘热，佐以辛酸，以咸泻之。

太阳之腹，治以咸热，佐以甘辛，以苦坚之。

水位之主，其泻以咸，其补以苦。

太阳之客，以苦补之，以咸泻之，以苦坚之，以辛润之，开发腠理，致津液通气也。

丙辛化水，水运之音曰羽，丙阳太羽，辛阴少羽，平运正羽。

北方属水而生寒，阳气复阴气政布而大行，故寒生也。太虚澄净，黑气浮空，天色黯然，高空之寒气也。若气以散麻，本末皆黑。微微冗之，此川泽之寒气也。太虚清白，空犹雪映，遐迩一色，山谷之寒气也。太虚白昏，火明不翳，如雾雨气，远近肃然，北望色玄，凝雾夜落，此水气所生，寒之化也。太虚凝阴，白埃昏翳，天地一色，远视不明，此寒湿凝结，雪将至也。地裂水冰，河渠干涸，枯泽净咸，水敛土坚，是土胜水，冰不得自清，是水所生，寒之用也。

水运太过，流衍之纪，其政寒肃，心火受邪。民病身热烦心躁悸，阴厥上下中寒，谵妄心痛，寒气早至，上应辰星。

水运不及，涸流之纪，其政寒雨，风水衰湿，行长气反，用其化乃速，暑雨数至。民病腹满身重，濡泄寒疡流水，腰股痛发，腘腨股膝不便烦，足痿清厥，脚下痛，甚则胕肿，上应辰星。

水运平气，静顺之纪，藏而勿害，治而善下，五化咸整。其气明，其性下。其用沃行，其化凝坚，其麦类水，其政流演，其候凝肃。其令寒，其脏肾，其畏湿。其主二阴。其谷荳，其果栗，其菜藿，其虫鳞，其畜彘，其色黑。其养骨髓。其病厥，其物濡。

太阳寒水，主终之气，自小雪后，主六十日有奇，天度至此，寒气大行。

太阳司天，寒淫所胜，寒气大至水，且冰血变于中，发为痈疡。民病厥心痛，呕血血泄，鼽衄，喜悲时眩仆，若乘火运而炎烈，雨暴乃雹，胃胁满，阳气内郁，是岁病集于心胸之中，手热肘挛，腋肿，心澹澹然大动，胸胁胃脘不安，面赤目黄，善噫嗌干，甚则色炲，渴而欲饮，水胜火气，内郁故渴也，病本于心。

太阳在泉，寒淫所胜，则凝肃惨烈，民病少腹，控睾引腰脊，上冲心痛，血见嗌干，颌肿，邪在小肠。

足少阴太阳引经药歌：

酉肾猪肤猪茯苓，牡丹泽泻桂阿丁。山吴茱柏砂乌药，败酱天冬牡蛎停。豉桔味玄并独智，檀甘地骨或砂行。下行知附地榆术，右肾沉芪益附称。申膀泽滑茵陈桂，猪茯羌麻檗蔓亲。行下大黄并术泽，藁羌防已柏同因。

肾膀胱补泻药方法：

肾膀胱水，味苦补咸泻，气寒补热泻。

肾苦燥，急食辛以润之。肾欲坚，急食苦以坚之，以苦补之，以咸泻之。

肾气虚则苦燥，燥则不润，辛性津润，能开发腠理通气，故急食辛以润之。肾水病受制于土，坚则不受土制，而水自充，故欲坚苦性坚，急食以坚之苦益肾，故用苦补之，咸耎坚，逆肾性故以咸泻之。

肾苦燥，急食辛以润之。知母、黄柏。

肾欲坚，急食苦以坚之。知母。

以苦补之。黄柏。

肾虚以熟地黄、黄柏补之。肾无实不可泻，故无泻肾之药。钱氏只有地黄丸，无泻肾之药。虚则补其母，肺为肾母，以五味子补肺。

肾主寒，自病则足胫寒而逆，人之五脏，惟肾无实。小儿痘疮变黑陷，是肾水克退心火，多不治也。

心乘肾微邪，内热不恶寒，桂枝丸。

肺乘肾虚邪，喘嗽皮涩而寒，百部丸。

肝乘肾实邪，拘急气搐身寒，理中丸。

脾乘肾贼邪，体重泄泻身寒，理中丸。

五行之间，惟肾之一脏，母盛而子反受邪。是物之性有不可一概论者，肺肾是也。何则？肺属金，应乎皮毛所主者气。肾属水，主乎骨髓，所藏者精，气之轻浮，能上而不能下，精之沉重，能下而不能上，此物性之自然，令肺盛乃热作也，气得热而上蒸，则肺不能下生于肾，则肾受邪矣。急以凉药解之，使脏气温和，自能下生于肾，此肾病必先求之，于肺若肺和而肾忽受病，不过脾湿相刑，所以有解肺热，去脾邪二药，若脾肺俱和，而肾自病，亦当察其本脏虚实而治之。

通肺散治肺气盛痞膈中焦不能下生肾之生气而生疾，故肾感邪先看肺脉大盛是也

麻黄去节　杏仁去皮尖　桔梗　紫菀　牡丹皮　前胡　柴胡　苏子　枳壳去穰

上为末，每服二钱，水一盏，姜三片，煎七八分。温服。

治脾脏湿邪所胜刑肾方。

厚朴制　陈皮　甘草　川芎　肉豆蔻面煨　茯苓　吴茱萸　羌活　防风各等分

上为末，每服二钱，水一盏，煎八分。温服。

地黄丸一名补肾丸，治脉虚而微。

熟地黄八钱，焙干　山茱萸去核　山药各四钱　泽泻　茯苓　牡丹皮各三钱

为末，炼蜜丸，如梧桐子大。熟水下。

本方熟地改生地，去茱萸，名平肾丸。治左尺脉洪而实。

三才封髓丹，降心火益肾水。

天门冬　熟地黄　人参各五钱　黄柏三两　甘草炙，七钱半　缩砂一两五钱

上为末，水发丸梧子大，每服五十丸，用肉苁蓉五钱作片，酒浸一宿，煎三五沸。去渣服，食前送下。

肾气丸即地黄丸加五味，盖益肺源以生肾水也。

八味丸即地黄丸加泡附二钱，桂心二钱。

离珠丹，治右肾阳虚，右尺脉虚微。

杜仲姜汁炒去丝，二两　草薢二两　诃子炮，五枚　龙骨白者，一两　破故纸炮，三两　巴戟酒浸去心，二两　胡桃肉一百，去皮　硃砂一两半　缩砂五钱

上为末，酒糊为丸，如梧桐子大，硃砂为衣。每服三十丸，空心温酒或盐汤下。

天真丹。

沉香　巴戟　毕拨酒浸焙干　茴香盐炒　胡芦巴　破故纸　杜仲各一两　琥珀六钱，研　官桂五钱　黑丑盐炒，八钱

上为末，酒糊为丸，如梧桐子大。每服五十丸，食前酒下。

凤髓丹，治右肾阳实，右尺脉洪实。

黄柏二两　缩砂　甘草各一两

上为末，水发丸，如梧桐子大。每服五十丸，盐汤下。

治肾热小便黄赤不利，每欲小便则茎头痛方。

榆白皮切　冬葵子各一升　车前叶二升　滑石八两　条芩　通草　瞿麦各三两　石韦四两

上㕮咀，以水二斗，先煮车前草，取一升，澄取九升，

下诸药，煮三升半。分五服，食前温服。

治肾气虚寒，阴痿腰脊痛，身重，溺出混浊，阳气暴绝。

肉苁蓉　巴戟　麦门冬去心　茯苓　甘草　牛膝　白术　五味　杜仲各一两　生地十两　干姜　车前各七钱

上为末，炼蜜为丸。食前温，酒下五十丸。

治膀胱实热，小便赤涩。

石膏八两　山栀　茯苓各三两　知母二两　蜜五两　生地　淡竹叶各一升

上㕮咀，水七升，煮取二升，下蜜再煮三沸。合三服，欲利大便加芒硝。

治膀胱虚寒，小便数或漏精，精冷厚稠如米泔方。

熟地黄三钱　肉苁蓉六钱　赤白石脂各五钱　桑螵蛸牡蛎　龙骨　黄连各四钱

上为末，内音纳于雄鸡肠一具，鸡脾胵二具中，蒸令熟。晒干为细末，酒服方寸匕。脾音皮，胵音痴，脾胵，鸡胃也。

卷之五

心包三焦论　二经总论　脉解

戊手厥阴心包络，亥手三焦经，相为表里。心包一名手心主，以藏象较之，在心下横膜之上，竖膜之下，与横膜相粘，而黄脂漫裹者，心也。其脂漫之外，有细筋膜如丝，与心肺相连者，心包也。或问手厥阴经，曰心主，又曰心包络，何也？曰君火以明，相火以位，手厥阴代君火行事，以用而言，故曰手心主，以经而言，则曰心包络，一经二名，即相火也。

《灵枢》云：十二原以心络经大陵穴为心之原①，明真心不受邪，故知手心主代君火也。

十二经脉内应五脏六腑，其数不合者，谓心包亦是一脏，以应手厥阴经，是脏亦有六也。故《难经》曰：五脏亦有六脏者，谓肾有两脏也。左为命门，命门者，谓精神之所舍也，男子以藏精，女子以系胞，其气与肾通②。窃观近代医书及世医所论，皆不知心包为何物，及所处何地，咸云有名无形，只膻中是也，岂不

---

① 十二原……为心之原：语出《灵枢·九针十二原》。
② 五脏亦有……与肾通：语出《难经·三十九难》。

详。经云：七节之旁，中有小心①。然人之节脊骨，二十有一节，从下起第七节之旁，左为肾，右为命门。命门便是心包之脏，以应手厥阴之经，与手少阳三焦合为表里二经，皆是相火相行君命，故曰命门。又悬珠先取先源于三日迎而取之，刺大陵者，是泻相火小心之源也。是知相火属包络，包络是小心，小心便是右肾命门也。

帝曰：手少阴之脉独无俞，何也？岐伯曰：手少阴者，心脉也。心者，五脏六腑之大主也。心为帝王精神之所舍，其脏坚固，邪不能客。客之则伤心，心伤则神去，神去则身死矣。故诸邪在心者，皆在心之包络。包络者，心之脉也。故手少阴无俞焉②。

手少阳三焦经，与手厥阴为表里。三焦者，水谷之道路，气之所终始也。上焦在心下下膈，主内而不出，其治在膻中，直两乳陷者是。中焦者，在胃中脘，当脐上四寸，不上不下，主腐熟水谷，其治在脐傍。下焦者，在脐下，当膀胱际也，主分别清浊，出而不内，以传道也，其治在脐下一寸，焦原也。三焦者，三原之气也。

上焦主出阳气，温于皮肤分肉之间，若雾露之溉焉，中焦主变化水谷之味，为血以荣五脏六腑。下焦主通利

---

① 七节之傍中有小心：语见《素问·刺禁论篇》。
② 帝曰……故手少阴无俞焉：语出《灵枢·邪客》。

溲，以时传下，故曰出而不内。

《灵枢》云：上焦如雾，中焦如沤，下焦如渎，为决渎之官，水道出焉①。《九墟》云：中焦亦并于胃中，出上焦之后，此所受气以别糟粕，蒸津液，化其精微，上注于肺，脉乃化而为血，以奉生身，故得独行于经隧，命曰荣气，故言中焦如沤也。仲景曰，下焦不和，清便重下，大便数难，脐腹筑痛。故曰三焦者寄于胸中。

《脉诀》云：三焦无状空有名。愚谓三焦者，三原之气也。实非无形，但不专主一脏，耳既为元气别使，又为传化之腑，由十二经始于中焦，常与卫气俱行。故扁鹊指为水谷之道路，气之所终始也。上焦出于胃上口，并咽以上贯膈，布胸走腋，而至太阴之分。中焦亦并胃中，出上焦之后。下焦别回肠，注于膀胱而渗入焉。手厥阴心包乃其合也，布络三焦，而三焦之经，则又散络心包，苟无其形，将何所凭，而包络从何所附以传化焉。《三元参赞》云：其体有一脂膜，如掌状，与膀胱相对，有白脉自其中出，夹脊而上贯脑，窃谓如雾如沤，喻其明之薄处，如渎云者，则又指夫渗入膀胱处也。一名外腑，一名虚脏，信然。晞范②曰，心肺若无上焦，何以宗主荣卫，脾胃若无中焦，何以腐熟水谷，肾肝若无下焦，何以疏决水津。此

① 上焦如雾……水道出焉：语出《灵枢·营卫生会》。
② 晞范：元代医家，江西崇仁县人，生平欠详。

三焦有名无形，正脏腑有余不尽之义，苟止心肝脾肺肾而无三焦所寄之府，是人身与天地异矣。

脏腑俱五者，谓手心主非脏，三焦非腑也，以脏腑俱六者，合手心主与三焦也。《难经》云：脏惟有五，腑独有六者，何也？所谓腑有六者，谓三焦也，有原气之别焉，主持诸气，有名而无形，其经属手少阳，此外腑也，故言腑有六焉①。

又云：十二经五脏六腑十一耳，其一经者何等经也，然一经者，手少阴与心主别脉也，心主与三焦为表里，俱有名而无形，故言经有十二也，缘不专主一脏，故言有名无形②。《正理论》云：三焦者，有名无形，上合于手心主，下合于右肾。遂有命门、三焦表里之说。殊不知包络相火，附名右肾，夫人之脏腑，一阴一阳，自有定偶，岂得一经有两配之理。所谓上合手心主，正言其为表里，下合右肾者，正言其与包络相火相合，又以三焦为原气之别使也，知此则知命门与肾通，三焦无两配矣。

右尺命门三焦脉所出，沉实而疾，命门也。沉实而稍疾，三焦也。

右尺脉浮则风邪客于下焦，大便热秘，浮而虚，元气不足。沉则水病腰脚痛，沉细下痢脐寒痛逼。迟则寒泻，

---

① 脏惟有五……腑有六焉：语出《难经·三十八难》。
② 十二经……有名无形：语出《难经·二十五难》。

小腹冷腰脚重，数则小便赤，大便秘。浮数表热，沉数里热。滑则相火炎盛，梦泄阴虚。妇人和滑，则为有孕，涩则大便涩，津液衰。其余诊法与肾脉同。

心包经图　步穴歌　是动所生病见证

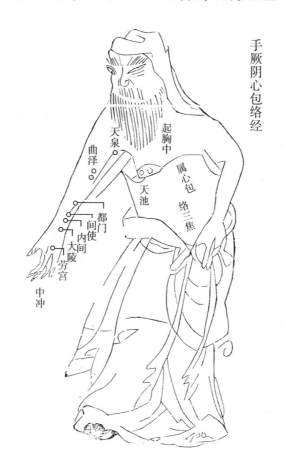

手厥阴心包络经

天泉

曲泽

起胸中

天池

属心包

络三焦

郄门
间使
内间
大陵
劳宫

中冲

凡九穴，左右两行，共一十八穴。自俞府交与乳傍天池，循手臂下行至中指中冲穴止。

手心主，手厥阴心包络之脉，起于胸中，出属心包，下膈历络三焦，其支者，循胸出胁下腋三寸，上抵腋下，下循臑内，行太阴少阴之间，入肘中，下臂行两筋之间，入掌中，循中指出其端，其支别者，从掌中循小指次指出其端。

厥阴心包何处得，乳后一寸天池索。天泉腋下二寸求，曲泽内廉寻动脉。郄门去腕五寸求，间使掌后三寸逢。内关去腕才二寸，大陵掌后两筋中。劳宫掌内屈指取，中指之末出中冲。

心包之经，多血少气。

是动病，则手心热，臂肘挛急，腋肿，甚则胸胁支满，心中澹澹大动，面赤喜笑不休，目黄，是主心包。

所生病者，烦心，心痛掌中热。盛者寸口大一倍于人迎。虚者寸口反小于人迎也。

三焦经图　步穴歌　是动所生病见证

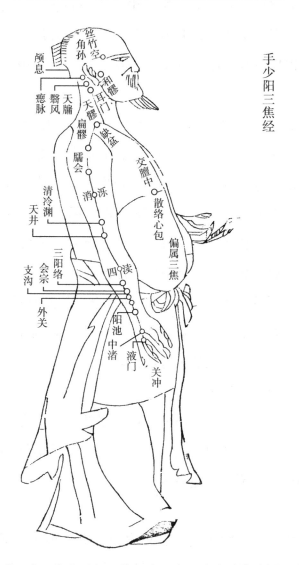

手少阳三焦经

凡二十三穴，左右两行，共四十六穴，自中冲交与手四指关冲，循臂上行至绕行空穴止。

三焦手少阳之脉，起于小指次指之端，上出次指之间，循手表腕，出臂外两骨之间，上贯肘循臑外上肩，交出足少阳之后，入缺盆，交膻中，散络心包，下膈徧属三焦，其支者，从膻中，上出缺盆，上项挟耳后，直上出耳上角，以屈下颊至顺，其支者，从耳后，入耳中，却出至目锐眦。

三焦名指外关冲，小次指间名液门。中渚次指本节后，阳池表腕有穴存。腕上二寸外关络，支沟腕上三寸约。会宗三寸空中求，消详一寸母令错。肘前五寸臂大脉，三阳络穴之所宅。四渎骨外并三阳，天井肘上一寸侧。肘上二寸清冷渊，消泺臂外肘分索。臑会肩头三里中，肩髎肩端臑上通。天髎盆上毖骨际，天牖旁颈后天容。翳风耳后尖角陷，脉耳后鸡足逢。颅息耳后青络脉，角孙耳郭开有空。丝竹眉后陷中看，和髎耳前兑发同。耳门耳珠当耳缺，此穴禁灸分明说。

三焦经，多气少血。

是动病，则耳聋，浑浑焞焞，嗌肿喉痹，是主气。

所生病者，汗出，目眦痛，颊痛，耳后肩臑肘臂外皆痛，小指次指不用。盛者人迎大一倍于寸口，虚者人迎反小于寸口也。

三焦病者，腹胀气满，小腹坚，不得小便，窘急溢则为水，留则为胀，候在足太阳之外，大络在太阳少阳之间，亦见于脉，取委阳。

三焦胀者，气满于皮肤，谷谷然坚不疼。

热在上焦，因咳为肺痿。热在中焦，因痞坚。热在下焦，因溺血。

相火气运　补泻温凉引药

少阳司天，火淫所胜，平以咸冷，佐以苦甘，以酸收之，以苦发之，以酸复之。主寅申上半年

在泉，火淫于内，治以咸冷，佐以苦辛，以酸收之，以苦发之。主己亥下半年

六气少阳之胜，治以辛寒，佐以甘咸，以甘泻之。

少阳之复，治以咸冷，佐以苦辛，以咸软之，以酸收之，辛苦发之，发不远热，无犯温凉。少阴同法。

相火之主，其泻以甘，其补以咸。

少阳之客，以咸补之，以甘泻之，以咸软之。

相火之运，与君火同。

少阳相火，主三之气。自小满后六十日有奇，天度至此，炎热大行，客为天气，随其加临而言政也。

少阳相火司天，火淫所胜，则温气流行，金政不平。民病头痛，恶寒而疟，热上皮肤痛，色变黄赤，传而为水，身面胕肿，腹满仰息，注泄赤白，疮疡，咳唾血烦心，胸中热甚，则衄衊，病本于肺，天府脉绝者，不治。当寅申上半年之令也。

相火在泉，火淫所胜，则焰明郊野，寒热更至，民病注泄赤白，小腹痛，溺赤，甚则便血，病在大肠，余候与

少阴同，当己亥下半年之令也。

心包络三焦相火，味甘补苦泻，气热补寒泻。

心包络补泻温凉药

补　黄芪　人参肉桂　苁蓉　胡芦巴　菟丝　沉香
鹿血　补骨脂　诸酒　狗肉

泻　大黄　枳壳　芒硝黄柏　乌药　山栀仁

温　附子　肉桂沉香　干姜　川芎　益智　豆蔻　茴
香　钟乳　硫黄　乌药　烧酒　狗肉　补骨脂　温肭脐
柏子仁

凉黄柏　知母　黄连　黄芩　柴胡　玄明粉　石膏
滑石　腊雪　山栀　寒水石

心包报使引经药

戌包败酱柴胡术，丹皮熟地与沙参。更有下行经络
药，青柴熟地可相亲。

三焦补泻温凉药

补　人参　黄芪　藿香　益智　白术　桂枝　灸甘草

泻　枳壳　枳实　青皮　乌药　神曲　泽泻　萝卜子

温　附子　丁香沉香　藿香　茴香　益智　仙茅　菟
丝　干姜　茱萸　胡椒　厚朴　荜澄茄　补骨脂

凉　石膏黄柏　黄芩　黄连　知母　山栀仁　滑石
车前　胆草　木通　地骨皮

亥焦地骨芎芪术，附子青柴熟地逢。白虎细辛皆在
内，青柴下走共川芎。

卷之六

肝胆总图　二经总论　脉解

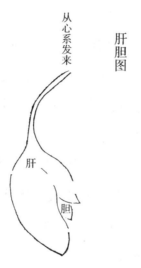

从心系发来

肝胆图

肝

胆

脏腑中相缀者惟二，前则脾缀于胃，此则胆缀于肝。胃惟上下贯通，故有出纳，胆系虽联于肝无出无入，设或受大惊而胆丧，则胆汁始渗于外，而有目青口苦之证矣。其位居右而其治在左者，以木位东方故也。

丑肝木，主足厥阴经，子胆主足少阳经，此二经为表里。肝有两叶，如木甲拆之象，又云：左三右四，凡七叶①。言两叶者，举其大言，七叶者，尽其详，左三右四，亦自阴阳之义。肝属木，为少阳，故其数七。其中各有支

---

①　左三右四凡七叶：语出《难经·四十二难》。

络血脉，以宣发阳和之气，魄之宫，故脏真散于肝。肝脏主筋膜之气也，其位居右胁之前，并胃着脊之第九椎，其治在左。

经云：肝者，将军之官，谋虑出焉①。

《难经》曰：肝重四斤四两，左三叶右四叶，凡七叶，主藏魂②。

肝青象木，肝得水而沉，木得水而浮。何也？然肝者，非为纯水也，乙角也，庚之桑，大言阴与阳，小言夫与妇。释其微阳，而吸其微阴之气，其意乐金。又行阴道多，故今肝得水而沉也，肝熟而复浮。故知乙当归甲也，肝色青，其臭臊，其味酸，其声呼，其液泣。

木旺于春，相于冬，发于夏，囚于季夏，死于秋。其王日甲乙，王时平旦日出，其困日戊己，困时食时日昳，其死日庚辛，死晡时日入。

经曰：肝者，罢极之本，魂之居也。其华在爪，其充在筋，以生血气，此谓阳中之少阳，通于春气③。

东方青色入通于肝，开窍于目，藏精于肝，其病发惊骇。

肝气通于目，目和则知黑白矣。

风气通于肝。

---

① 肝者……谋虑出焉：语见《素问·灵兰秘典论篇》。
② 肝重四斤……主藏魂：语见《难经·四十二难》。
③ 肝者……通于春气：语出《素问·六节藏象论篇》。

精气并于肝则忧。

肝恶风。

酸走筋，筋病无多食酸。

久行伤筋，劳伤肝也。

恚怒气逆，上而不下则伤肝。

损其肝者缓其中。

足厥阴气绝，即筋缩引卵与舌卷。厥阴者，肝脉也。肝者，筋之合也。筋者聚于阴器，而络于舌本，故脉不荣，即筋缩急，筋缩急，即引卵与舌，故舌卷囊缩，此筋先死，庚日笃，辛日死。

假令得肝脉，其外证善洁，面青善怒。其内证脐左有动气，按之牢若痛。其病四肢，满闭淋溲便难转筋。有是者，肝也。无是者，非也。

肝俞在脊九椎傍，募在乳下期门。

胆俞在十椎傍，募在乳下傍日月。

青欲如苍璧之泽，不欲如蓝。又云：青欲如缟裹绀①。又云：青欲如翠羽者生，如草滋者死②。

肝热病者左颊先赤。

肝热病者，小便先黄，腹痛多卧，身热，热争则狂言及惊，胁满痛，手足躁不得安卧，庚辛甚，甲乙大汗，气逆则庚辛死，刺足厥阴少阳。

---

① 青欲如缟裹绀：语出《素问·五脏生成篇》。
② 青欲如……草滋者死：语出《素问·五脏生成篇》。

肝气虚则恐，实则怒。

邪在肝则两胁痛，中寒中恶血在内胻，善瘛节肘肿。

肝胀者，胁下满而痛引小腹。

肝水者，腹大不能自转侧，两胁下腹中痛，时时津液微生，小便续通。

肝著者，其病人常欲蹈其胸上，先未若时，但欲饮热。著本病也，若时指病时也。

肝疟者，令人色苍苍然，太息，其状若死者，刺足厥阴见血。

脾移寒于肝，痈肿筋挛。

脾移热于肝则，为惊衄。

肝咳之状，咳则两胁下痛，甚则不可以转，转则两胠下满。

肝风之状，多汗恶风，善悲色微苍，嗌干善怒，时增。女子诊在目下其色青。

肝痹者，夜卧则惊，多饮数小便，上引小腹，如怀妊状。肝病主胸中喘，怒骂，其脉沉，胸中窒。欲令推按之，有热鼻窒。推荡也，挤也。

凡有所坠随①恶血留内，若有所大怒，气上而不下，积于左胁下，则伤肝，肝伤者，其人脱肉不卧，口欲得张，时时手足青，目瞑，瞳人痛。

肝气虚，则梦园苑生花草，盛则梦怒。厥气客于肝，

---

① 随：张俊英刻本，雍正本均作"堕"。当是。

则梦山林树木。

肝积曰肥气，在左胁下。

左关肝胆脉所出。<small>沉短而弦急者肝也，弦紧而浮长者胆也。</small>

肝脉弦而长，肝合筋脉，循筋而行，持脉指法，如十二菽之重，按至筋，而脉道如筝弦相似为弦，次稍如力，脉道迢迢者为长。

帝曰："春脉如弦，何如而弦？岐伯曰：春脉者肝也。东方木也，万物之所以始生也，故其气来，软弱轻虚而滑，端直以长，故曰弦，反此者病。帝曰：何如而反？岐伯曰：其气来实而强，此谓太过，病在外；其气来不实而微，此谓不及，病在中。帝曰：春脉太过与不及，其病皆何如？岐伯曰：太过则令人善怒，忽忽眩冒而巅疾；其不及则令人胸痛引背，下则两胁胠满①。"

肝脉来，软弱招招，如揭长竿末梢，曰肝平。春以胃气为本。病肝脉来，盈实而滑，如循长竿，曰肝病。死肝脉来，急益劲，如新张弓弦，曰肝死。

真肝脉至，中外急如循刀刃<small>责责然急劲而强貌</small>，如按琴瑟弦，色青白不泽，毛折乃死。

肝脉搏坚而长，色不青，当病坠，若搏，因血在胁下，令人喘逆，其奥而散色泽者，当病溢饮，溢饮者渴，暴多饮而溢入肌皮肠胃之外也。<small>搏，搏击于手也。</small>

---

① 帝曰春脉……下则两胁胠满：语见《素问·玉机真脏篇》。

肝脉急甚者，为恶言微急，为肥气，在胁下。

肝病胸满胁胀，善恚怒叫呼，身体有热而腹恶寒，四肢不举，面目白身清，其脉当弦长而急，今反短涩，其色当青而反白者，此金克木，十死不治。清，冷也。

春肝脉欲弦而长，心脉欲弦而洪浮，脾脉欲弦而缓，肺脉欲弦而微浮，肾脉欲弦而沉濡，命门脉欲弦而滑。

胆在肝之短叶间，重三两三铢，盛精汁三合。

胆者，中正之官，决断出焉，故凡十一脏皆取决于胆也。又云：胆者，清净之府也。有入而无出，胆为青肠。

胆病者，善太息，口苦，呕宿汁，心澹澹然如人将捕之，嗌中介介然数唾，候在足少阳之本末，其脉陷下者灸之，其寒热刺阳陵泉。善呕苦汁，长太息，心澹澹善悲恐，如人将捕之，邪在胆，逆在胃，胆溢则口苦，胃逆则呕苦汁，刺三里以下，胃气逆刺足少阳血络，以闭胆。

胆胀者，胁下痛胀，口苦太息。

厥气客于胆，则梦斗讼。

脾胃气虚，不能饮食，由胆气不升，所以东垣有用升麻柴胡，左迁少阳甲胆之气。

胃移热于胆则为食㑊。

勇士则胆满而傍，怯士则胆不满而纵。

胆应爪，爪厚色黄者。胆厚，爪薄色红者。胆薄，爪坚色青者。胆急，爪濡色赤者。胆缓，爪直色白无约者。胆直爪，恶色黑多纹者，胆结也。

肝经脉图　步穴歌　是动所生见证

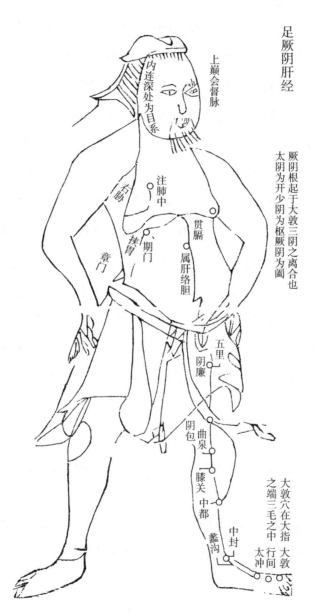

足厥阴肝经

厥阴根起于大敦三阴之离合也
太阴为开少阴为枢厥阴为阖

上巅会督脉

内连深处为目系

注肺中

右脉

贯膈

挟胃

期门

章门

属肝络胆

五里

阴廉

曲泉

阴包

膝关

中都

蠡沟

中封

大敦穴在大指　大敦
之端三毛之中　行间
　　　　　　　太冲

凡十三穴，左右两行，共二十六穴。自窍阴交与足大指端大敦，循膝股上行至期门穴止。

足厥阴肝之脉起于大指聚毛之上大敦，循足跗上廉太冲，去内踝一寸中封，上踝八寸中都，交出太阴之后，上腘内廉，循股入阴中，环阴器，抵小腹，挟胃属肝络胆，上贯膈，布胁肋，循喉咙之后，上入颃颡，连目系，上出额，与督脉会于巅。其支者，从目系，下颊，里环唇内。其支者，复从肝别，贯膈注肺中，复交于手太阴。

厥阴大敦三毛聚，行间骨间动脉处。节后有络连五会，太冲之脉诚堪据。中封一寸内踝前，蠡沟踝上五寸注。中都还在复溜宫，阴陵膝尖两折中。膝关犊鼻下二寸，曲泉纹头两筋逢。阴包四寸膝犊上，内廉筋间索其当。五里气冲内寸半，直上三寸阴股向。羊矢两里三分下，阴廉穴在横纹跨。羊矢气冲傍一寸，分明有穴君可问。章门脐上二寸量，横取八寸看两旁。期门乳旁各一寸，直下寸半二肋详。

足厥阴肝经，少气多血。

是动病，则腰痛不可以俯仰，丈夫㿉疝，妇人小腹肿，甚则嗌干面尘脱色。是主肝。

所生病者，胸满呕逆，洞泄狐疝，遗溺癃闭，盛者寸口大一倍于人迎，虚者寸口反小于人迎也。

胆经脉图　步穴歌　是动所生见证

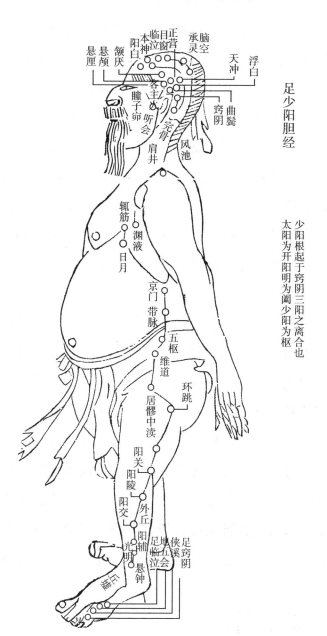

足少阳胆经

少阳根起于窍阴三阳之离合也
太阳为开阳明为阖少阳为枢

凡四十四穴，左右两行，共八十八穴。自丝竹交与目眦瞳子窌，循头耳侧胁下行至足小指足窍阴穴止。

足少阳胆之脉起于目锐眦，上抵角下耳后，循颈，行手少阳之前，至肩，上却交出手少阳之后，入缺盆。其支者，从耳后，入耳中，出走耳前至目锐眦。后其支者，别目锐眦，下大迎，合手少阳于颐，下加颊车，下颈，合缺盆，下胸中贯膈络肝，属胆，循胁里，出气冲，绕毛际横入髀厌中。其直者，从缺盆下腋循胸，过季胁，下合髀厌中，以下循髀阳，出膝外廉下，外辅骨之前，直下抵绝骨之端，下出外踝之前，循足跗上，入小指次指之间。其支者，别跗，上入大指，循岐骨内出其端，还贯入爪甲，出三毛。

少阳瞳窌①起目外，耳前陷中寻听会，上关耳前开有空，颔厌脑空上廉系，悬颅正在颞颥端，玄厘②脑空下廉看，曲鬓掩耳正尖，临泣有穴当两目，直上发际五分属，目窗正营各一寸，承灵营后寸半录，天冲耳上二寸逢，浮白发际一寸从，窍阴枕下动有孔，完骨耳后四分通，脑空正夹玉枕骨，风池后发际陷中，肩井骨前半寸看，渊腋腋下三寸安，辄筋平前却一寸，日月期门同寸半，直上五分细求之，京门监骨腰间便，带脉季胁寸三分，五枢带下三寸存，维道五寸三分得，居髎八寸三分扪，胁堂腋下看二

① 瞳窌：即瞳子髎，穴位名。
② 玄厘：即为"悬厘"，穴位名。

骨，环跳髀枢宛宛论，两手着腿风市谋，膝上五寸中渎搜，阳关陵泉上三寸，阳陵膝下一寸求，阳交外踝斜七寸，正上七寸寻外丘，光明除踝上五寸，阳辅踝上四寸收，悬钟三寸看绝骨，丘墟踝下陷中出，临泣寸半后侠溪，五会一寸灸早卒，侠溪小指岐骨间，窍阴小指之端觅。

足少阳胆经，多气少血。

是动病，则口苦善太息，心胁痛不能转侧，甚则面微尘，体无膏泽，足外反热。是谓阳厥，是主骨。

所生病者，头角颔痛，目锐眦痛，缺盆中肿痛，腋下肿，马刀挟瘿，汗出振寒，疟，胸胁肋髀膝外至胫绝骨外踝前及诸节皆痛，小指次指不用。盛者人迎大一倍于寸口，虚者人迎反小于寸口也。

风木气运　二经引药　二经治法

厥阴司天，风淫所胜，平以辛凉，佐以苦甘，以甘缓之，以酸泻之。主己亥上半年。

在泉风淫于内，治以辛凉，佐以苦，以甘缓，以辛散之。主寅申下半年。

六气厥阴之胜，治以甘清，佐以苦辛，以酸泻之。

厥阴之复，治以酸寒，佐以甘辛，以酸泻之，以甘缓之。

木位之主，其泻以酸，其补以辛。

厥阴之客，以辛补之，以酸泻之，以甘缓之。

丁壬化木，木运之音曰角。壬阳为太角，丁阴为少角，平为正角。

东方属木而生风，东乃卯位，为日升之初。风乃气也，为岁令之始，天之使也，所以发号施令，故自东方生也。景霁山昏，苍埃际合，崖谷若一，此岩岫之风也。黄白昏埃，晚空如赭，独见天垂，此川泽之风也。如以黄黑白埃承下，此山泽之猛风。

木运太过，发生之纪，其政风动生荣，脾土受邪。民病飧泄食减，体重烦冤，肠鸣腹支满，上应岁星。

木运不及，委和之纪，其政风燥敛，木衰燥行，生气失应，草木晚荣，肃杀而甚，刚木辟著，柔萎苍干。民病中清，胠胁痛，少腹痛，侮反受邪，脾病则腹鸣溏泄，金土并化，则凉时至，上应太白星。

木运平气，敷和之纪，阳舒阴布，五化宣平，其气端，其用曲直，其化生荣，其类草木，其候温和，其令风，其脏肝，其畏清，其主目，其虫毛，其畜犬，其病里急支满。

厥阴风木，主初之气，在大寒后六十日有奇，天度至此，风气乃行，为天地神明号令之始也。

厥阴司天，风淫所胜，则太虚埃昏，云物以扰，风动飘荡，寒生春气，流水不冰，土气受制，蛰虫不出。民病舌本强，食则呕，腹胀溏泄，瘕水闭，此脾病也。至于腹胁胃脘当心而痛，上支两胁，膈咽不通，食饮不下，胃病也。冲阳脉绝者死不治。

厥阴在泉，风淫所胜则地气不明，平野昧，草木早秀。民病洒洒振寒，善伸数欠，心痛，支满两胁里急，饮食不下，膈咽不通，皆胃病也，食则呕，腹胀，善噫，得后与气，则快然如衰，身体皆重，此脾病也。

足厥阴少阳引经药歌

丑肝龙胆吴山萸，瞿麦阿胶甘草扶。代赭紫英归白术，青皮羌活蔓荆都。

子胆柴胡半夏宜，草龙胆剂更为奇。柴胡又走青皮下，向导功多不必疑。

肝胆补泻药方法

肝胆木味，辛补酸泻，气温补，凉泻。肝胆经，有前后寒热不等，逆顺互换入求责法。责法解见前。

肝苦急，急食甘，以缓之，欲散，急食辛以散之，以辛补之，以酸泻之。

肝气盛，则苦急，缓与急反，故以甘和缓之。肝木病，因受制于金，散则金不制而木得旺，故欲散。辛能散，故急辛以散之，辛能益肝，故辛以补之，故能泻。

木故以酸泻之，酸性收而逆，肝故曰泻。

肝苦急，急食甘以缓之。甘草。

肝欲散，急食辛以散之。川芎。

以辛补之。细辛。

以酸泻之。白芍药。

肝虚以生姜陈皮补之。经曰，虚则补其母，水能生木，肾乃肝母，苦以补肾，熟地、黄柏补之。如无他证，钱氏地黄丸主之。

肝实以白芍药泻之。如无他证泻青丸主之。实则泻其子，心乃肝子，以甘草泻心。

肝主风，自病则风搐拘急，急食甘以缓之，佐以酸苦，以辛散之。实搐力大，泻青丸。虚搐力小，地黄丸。

心乘肝实邪，壮热而搐，利惊丸。

肺乘肝，贼邪气盛则前伸呵欠，微搐法。当泻肺，先补本脏肝，地黄丸。后泻肺泻白散。

脾乘肝，微邪，多睡体重，搐先当定搐。泻青丸搐止再见后证，则别法治之。

肾乘肝，虚邪，憎寒呵欠而搐。羌活膏。

凡肝经得病，必先察其肺肾两脏，原其起病，然后复审肝经之虚实。然肾者肝之母，金者木之贼，今肝得病，若非肾水，不能相生，必是肺金鬼来相攻，故须审其来在肺，先治肺，攻其鬼也，其来在肾，先补肾，滋其根也。方审本脏虚实而用寒温之剂以治之，若肺克肝，既受病先诊肺脉，若洪宜此方。

柴胡　前胡　杏仁　贝母　紫菀　桔梗　麻黄　黄芩牡丹皮　苏子各一钱　苍术六分

上为散，每服三钱，水一盏，姜一片，煎六分。

热服。

泻肝丸

当归　龙胆　川芎　栀子仁　大黄　羌活　防风各等分

上为末，炼蜜为丸，如芡实①大。每服十丸，竹叶汤下。

补肝丸

即四物汤加羌活、防风为末，炼蜜为丸。

镇肝丸治肝虚。

即泻肝丸去栀子、大黄，水为丸。

竹沥泄热汤，治肝热阳伏，喘闷，目不明，狂乱。

竹沥一盏　麻黄　大青　栀子　升麻　茯苓　玄参知母各钱五分　生葛　石膏各五分　生姜　芍药各三钱

上㕮咀，水二盅，煎至八分，去渣，下竹沥，再煮三沸。食前热服，欲利下去芍药加芒硝。

补肝汤。治肝不足，两胁满，筋急，不得太息，四肢厥发，呛心，腹痛，目不明及妇人心痛乳痛、消渴、口面青。

山茱萸　甘草　桂心各三钱　桃仁五枚　大枣三枚　柏子仁　细辛　茯苓　防风各二钱

上㕮咀，水二盅，煎八分。去渣服。

补肝散，治左胁偏痛，宿食不消及目风泪。

---

① 芡实：张俊英刻本，雍正本均作"鸡豆"。

山茱萸　桂心　天雄　茯苓　人参各五分　川芎　白术　独活　五加皮　大黄各五钱　陈皮八分　防风　干姜　丹参　厚朴　细辛　桔梗各一两　甘菊　甘草各六钱　贯众　陈麦曲　麦芽各二两

上为末，酒服方寸匕。日二服。

治肝实热上攻眼目赤肿疼痛。

蔓荆子　菊花　荆芥穗　羌活　防风　蒺藜　牛旁子　连翘各五钱

上为末。每服一钱，熟汤下。

治肝原虚冷，多困口淡，耳鸣眼暗，面青黄神不快。

黄芪　防风　石斛　当归　白芷　藿香　沉香　蒺藜　附子炮　五味　川芎　吴茱萸　官桂　羌活　桑寄生各等分　木香减半

上为末，每服三钱，水一大盏，枣一枚，煎五沸。热服。

半夏汤，治胆腑实热，精神不守。

半夏　宿姜各三两　黄芩一两　生地四两　远志　茯苓各二两　秫米五升，即糯米　酸枣仁四合

上咬咀，以千里长流水一斗，煮米令蟹目沸三十余滚，澄取五升，入药煮三升。分四服。

温胆汤，治大病后虚烦不寐，此胆寒也。即二陈汤加枳实、竹茹。

治胆热口苦，神昏多睡，左关脉实大。

黄连　黄芩　茯苓　麦门冬　升麻各等分

上为末，每服三钱，水一盏，煎七分。食远服。

治胆虚冷，头疼心悸，如人将捕，精神不守。

五味　麦冬　枣仁　远志　人参　茯苓　川芎　生地
等分　桑寄生五钱

上为末，每服三钱，水一盏，枣二枚，煎七分。去
渣服。

酸枣仁丸，治胆气实热，不得卧神不安。

茯神　枣仁炒　远志　柏子仁　防风各一两　枳壳　生
地黄各五钱　青竹茹三钱

上为末，炼蜜丸，如梧桐子大，每服七十丸。熟
汤下。

任脉图论　步穴歌

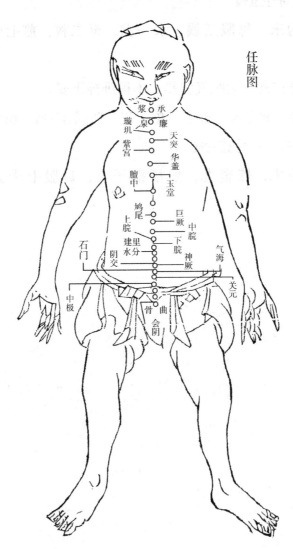

任脉图

浆　承
泉　廉
璇玑　天突
紫宫　华盖
膻中　玉堂
鸠尾　巨阙
上脘　中脘
建里　下脘
水分　神阙
石门　阴交　气海
　　　　　　关元
中极　曲骨　会阴

凡二十四穴，自会阴由腹直上咽喉承浆穴止。

任脉者起于中极之下，以上毛际，循腹里，上关元至喉咙，属阴脉之海也。

会阴正在两阴间，曲骨脐下毛际安。中极脐下四寸取，三寸关元二石门。气海脐下一寸半，阴交脐下一寸论。分明脐内号神阙，水分一寸复上列。下脘建里中上脘，一寸为君分巨阙。巨阙之上鸠尾连，蔽骨五分之下按。中庭膻下寸六分，膻中两乳中间看。玉堂紫宫及华盖，相去各寸六分筭。华盖玑下一寸存，璇玑突下一寸当。天突结下宛宛取，廉泉颔下骨尖傍。承浆颐前唇棱下，任脉之部宜审详。

督脉图论　步穴歌

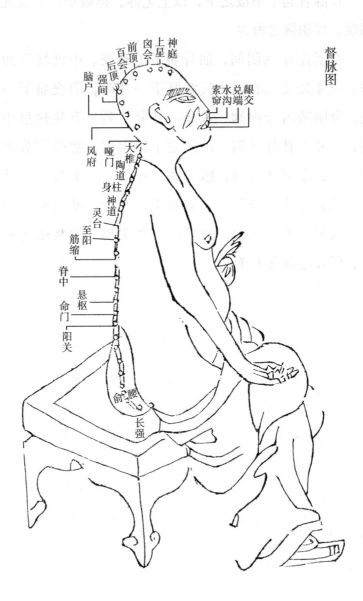

督脉图

凡二十八穴，自长强循脊上行贯顶①，由鼻至龈交穴止。

督脉者起于下极之俞，并于脊里，上至风府，入脑上巅，循额至鼻柱，属阳脉之海也。

龂音银，牙根交唇内齿缝乡，兑端正在唇中央。水沟鼻下沟内索，素髎宜向鼻端详。头形北高面南下，先以前后发际量。分为一尺又二寸，发上五分神庭当。一寸五分上星位，卤会星上一寸强。上至前顶一寸半，寸半百会居中央。神聪②百会四面取，各开一寸风病主。后顶强间脑户三，相去各是一寸五。发际五分定痖门，门上五分定风府。上有大椎下尾骶，分为二十又一椎。古来自有折量法，《灵枢》凛凛不可欺。九寸八分分之七，一之七节如是推。大椎第一节上是，一椎节下陶道知。身柱第三椎节下，神道第五不须疑。灵台第六至阳七，筋缩第九之下思。脊中接脊第十一，悬枢十二椎下宜。阳关一十六椎下，二十一下腰俞窥。其下再有长强穴，请君逐一细分之。中节七节寸六一，大要十四前平脐。一尺一寸二分七，后有密户宜审思。此下是为下七节，一寸二分零六厘。

任与督一源而两歧也。督则行会阴而至背，任则由会阴而行腹。夫人身之有任督，犹天地之有子午也。人身之任督，以腹背言，天地之子午，以南北言，可以分可以合

---

① 顶：张俊英刻本作"巅"，当是。
② 神聪：应为"神庭"，穴位名。

也。分而言，以见阴阳之不杂，合而论，以见混沦之无间也。

奇经八脉

奇经八脉见于两手，浮之俱有阳，沉之俱有阴，阴阳皆实盛，此冲督之脉，十二经之道路，不复朝于寸口用事。其人苦恍惚，狂痴，不者必当犹豫有两心。

督脉起小腹，以下骨中，女子入系廷孔之端。其络循阴器，合篡间，绕篡后，别绕臀至少阴与巨阳中络，合少阴，上股内后廉，贯脊属肾，与太阳起目内眦，上额交巅，上入络脑，还出别下项，循臂膊内挟抵腰中，入循膂络肾。男子循茎下至篡，与女子等，其小腹直上者，贯脐中央，上贯心入喉上颐环唇，上系两目之中，故生病从小腹上冲心而痛，应前后为冲疝。女子不孕，癃痔遗溺嗌干，治在督脉。

督脉之别名曰长强，挟脊上项，散上头下，当有肩胛左右，走太阳入贯膂。实则脊强，虚则头重。取之所别，故《难经》曰：督脉起于下极，入脑上巅，循额至鼻柱，属阳脉之海，故病则令人脊强反折①。

尺寸俱浮，直上直下，此为督脉，腰脊强痛不可俯仰，大人癫疾，小儿风痫。

---

① 督脉起于……脊强反折：语出《难经·二十八难》。

脉来中央浮直上下，痛者督脉动，苦腰背膝寒，大人癫小儿痫。

任脉与冲脉，皆起胞中，循脊里，其浮而外者，循腹上行会于咽喉，别络唇口，血气盛则肌内热，血独盛则渗灌皮肤，主毫毛。妇人有余于气，不足于血，以其月事数下，任冲并伤故也。任冲之交，脉不营于唇口，故髭①须不生，是以任脉为病。男子内结七疝，女子带下瘕聚，故《难经》曰：任脉起于中极之下，至咽喉上循面目，属阴脉之海也②。

横寸口边丸丸，此为任脉，苦腹中有气，如指上抢心，不得俯仰，拘急。

脉来紧细实长至关者，任脉也，动苦小腹绕脐下引横骨，阴中切痛。

两手阳脉浮而细微，绵绵不可知，俱有，阴脉亦复细绵绵，此阴跷阳跷之脉。

阳跷脉起于跟中，循外踝上行，入风池，其为病令人阴缓而阳急，两足跷脉本太阳之别，合于太阳，其气上行，生于申脉，以辅阳为郄，本于仆，恭与足少阴会于居髎，又于手阳明会于肩髃及巨骨，又与手足太阳阳维会于臑俞，与手足阳明会于地仓，又会巨髎，又与任脉足阳明会于承泣，凡二十穴。

① 髭（zī 兹）：嘴上边的胡子。
② 任脉起于……之海也：语出《难经·二十八难》。

阳跻为病，阳急而狂奔。一云外踝以上急，内踝以上缓，又云：阳跻病拘。

阴跻脉亦起于跟中，循内踝上行，至咽喉交贯。冲脉病则阳缓而阴急，故曰跻脉者，少阴之别，别于然谷之后，上内踝之上，直上循阴股入阴，上循胸里入缺盆，上出人迎之前，入鼻属目内眦，合于太阳。男以为经，女以为络，而阴跻之郄在交信。

阴跻为病阴，急而足直。一云内踝以上急，外踝以上缓，又云：阴跻病缓。

冲脉与任脉皆起胞中，上循脊里，为经络之海，其浮于外者，循腹上行会于咽喉，别络唇口，故曰冲脉者起于气冲，并足少阴之经，挟脐上行至胸而散。病则令人逆气里急。《难经》曰：并足阳明之经①。以穴考之，足阳明挟脐左右，各五分而上行。《针经》云：冲脉与督脉同起于会阴，其在腹也，行乎幽门、通谷②、阴都、石关、商曲、肓俞、中注、四满、气穴、大赫、横骨，凡二十二穴，皆足少阴之分也。然则冲脉并足少阴之经明矣。

冲脉者，五脏六腑之海也，五脏六腑皆禀焉，其上者出于颃颡，渗诸阳灌诸精，其下者注少阴之大络，出于气街，循阴股内廉入腘中，复行骭骨内，下至内踝之后，属而别。其下者并于少阴之经，渗三阴，其前者复行出跗，

① 并足阳明之经：语见《难经·二十八难》。
② 通谷：应为"腹通谷"，穴位名。

属下循踹入大指间，渗诸络而温肌肉。尺寸脉俱牢，直上直下，此为冲脉，腹中有寒疝也。

脉来中央坚实，径至关者，冲脉也，动苦少腹痛，上抢心，有疝瘕绝孕，遗矢胁肢烦满。

阳维脉维于阳，其脉起于诸阳之会，与阴维皆维络于身，若阳不能维，则溶溶不能自收持，其脉气所发，别于金门，以阳交为郄穴，与手足太阳及跷脉会于臑俞，与手足少阳会于天髎，又会于肩井，在头也与足少阳会于阳白，上于本神及临泣，上至正营，循于脑空下至风池，其与督脉会，则在风府及瘖门。《难经》云："阳维为病苦寒，此阳维脉气所发，凡二十四穴 [①]。"

阳维见证：苦寒热，目眩肩息，洒洒如寒，阳盛也。

阴维脉维于阴，其脉起于诸阴之交，若阴不能维于阴，则怅然失志。其脉气所发者，阴维之郄在筑宾，与足太阴会于腹哀、大横，又与足太阴、厥阴会于府舍、期门，与任脉会于天突、廉泉。《难经》曰：阴维为病苦心疼，此阴维脉气所发，凡十二穴 [②]。

阴维见证：苦心痛，胸中痛，胁下支满。男子两胁实，腰中痛，女子阴中痛，如有疮状。

带脉起于季胁，围身一周，其为病也，腰腹纵容如囊水之状，其脉气所发，在季胁下一寸八分，正名带脉，以

---

① 阴维为病苦心疼……凡十二穴：语见《难经·二十九难》。
② 阳维为病苦寒……凡二十四穴：语见《难经·二十九难》。

其如束带也。又与足少阳会于维道，此带脉所发，凡四穴。

中部左右弹者，带脉也，动苦小腹痛引，命女子月水不来，绝继复不止，阴僻寒，令人无子。男子苦小腹拘急，或失精也。一云苦腹满腰溶溶，若坐水中。

凡此奇经八脉，别道而行，如设沟渠以备水潦之溢。病非自生，盖诸经溢出而流入之也。

夫维者总持诸脉之纲，维蹻者健足行走之关要。督，言其都阳脉之会也，任，取其妊生养之源也，冲者阴脉之通，自足至头，通受诸经之气血。带者围绕于身，总束诸脉，取束带之义焉。

卷之八

正内形图　背内形图　侧内形图　百骸历解

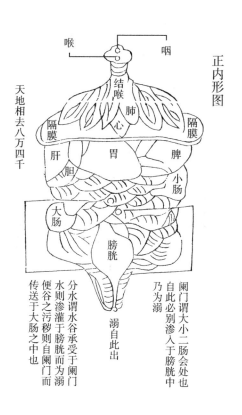

正内形图

喉　咽

结喉

肺

心

隔膜　隔膜

肝

胆　胃　脾

小肠

大肠

膀胱

溺自此出

天地相去八万四千

闸门谓大小二肠会处也
自此必别渗入于膀胱中
乃为溺

分水谓水谷承受于闸门
水则渗灌于膀胱而为溺
便谷之污秽则自闸门而
传送于大肠之中也

背内形图

人心去肾八寸四分

出于灵宝秘法

其系上贯于心下通肾心肾水火相
感而精气溢泄乃化血收精之系也

胃脘

肺

脾　胃　胆　肝

命门　肾

小肠

大肠

肛门言其处以为车缸之形因以为名直肠肛
肠洞肠皆即此也主受大肠之谷而道出焉

肛肠又名
广肠即肛
门也一名
魄门在便
出处

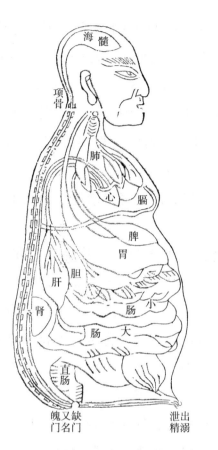

側内开图

　　喉咙已下，言五脏为手足三阴也，咽门以下，言六腑为手足三阳也。盖脏者藏也，藏精气而不泻，故曰满而不实，腑者输也，传化物而不藏，故实而不满。诸脏属阴为里，诸腑属阳为表，故诸腑行手足之表，诸脏脉行手足之里也。

　　喉以下联络者，五脏主息道，盖肺管也，肺属干金，干为天，故曰天气通于肺，主通呼吸。其系本于心，故心联于肺也，心一系又下膈近右而通于肝，一系下膈近左而通于脾，一系着脊膂两旁下通于肾，可见心系通四脏也。

咽即胃管也，胃属坤土，故经曰：地气通于嗌，言阨要之处，主进饮食也。下通六腑联贯者三，胃管下即胃腑，名曰太仓，纳水谷而施运化，化则下幽门而入小肠泌别清浊，下阑门入大肠而滓秽出肛门矣。胆则联于肝脏间，无出入，膀胱脂膜虽联络于小肠，亦不相贯注。盖有下口而无上口，以其内空善渗诸湿而为溺也，其下管又与精管俱出前阴。

七冲门者，唇为飞门，言其动运开张，如物之飞来也；齿为户门，饮食由此而入，如室之有门户也；会厌为吸门，乃声音之机要，饮食之遮栏也；胃为贲门，饮食下咽，贲向聚于胃也；太仓即胃也，太仓下口为幽门，在脐下三寸，谓居于幽暗之处也；大肠小肠会为阑门，言阑约水谷，从此泌别，其水谷自小肠承受于阑门，以分别也，其水液则渗入于膀胱，气化出为溺溲，其谷之滓秽自阑门而传入大肠，故曰下焦者，在膀胱际，主分别清浊也；下极为魄门，下极即肛门也，受大肠之谷而道出焉，故经云：魄门，亦为五脏使水谷不得久藏。扁鹊播此为七冲门者，皆水谷变化相传冲要出入之门路也。凡言门者，俱有开关。

经云：膻中者，臣使之官，喜乐出焉①。膻中在两乳中间，为气之海也。以布阴阳，故气和志。达则喜乐，由

---

① 膻中者……喜乐出焉：语见《素问·灵兰秘典论篇》。

此而生。又云：膈肓之上，中有父母①。盖膈肓之上为气海，气者有生之原，乃命之主，故气海为人之父母。膈肓在心肺间也，其膈膜自心肺下与脊胁腹周回相着，如幕不漏以遮蔽浊气，不使薰清道也。

冲气之原，出于中焦，总统于肺卫者，言气卫护于外，故云卫行脉外。又云：浊气为卫。又云：浮气不循经者，为卫气②。又云：卫者，水谷之悍气③。盖周流一身以为生者，皆气也。故经云：百病皆生于气④。

荣血者，荣华于中，故曰荣行脉中，又云：荣者，水谷之清气，和调于五脏，洒陈于六腑，乃能入于脉也⑤。心主之，肝藏之，脾裹之，肺营之，肾泄之。又云：生化于脾，总统于心脏，蓄于肝，宣布于肺，随气运行灌溉一身，目得之而能视，耳得之而能听，手得之而能摄，掌得之而能握，足得之而能步，脏得之而能液，腑得之而能气，是以出入升降濡润宣通者，由此使然也。

诸髓者，皆属于脑。又云：肾生髓，髓生肝。《九墟》曰：人有四海，脑为髓海，足太阳经入络于脑，故五脏之津液和合而为膏者，内渗于骨孔，补益于脑髓，今视脏象，其脊中髓上至于脑，下至尾骶，其两傍附肋骨，每节

---

① 膈肓之上中有父母：语见《素问·刺进论篇》。
② 浮气不循经者为卫：语见《灵枢·卫气》。
③ 卫者水谷之悍气：语出《素问·痹论篇》。
④ 百病皆生于气：语出《素问·举痛论篇》。
⑤ 荣者……乃能入于脉也：语出《素问·痹论篇》。

两向皆有细络一道，内连腹中与心肺系五脏相通。

四海：有髓海，即脑为髓之海；有血海，即冲脉为诸经之血海，一云肝亦为血海；有气海，即膻中，为宗气之海；宗气，清气也。有水谷之海，即胃受水谷而名海也，又阳明者，五脏六腑之海。

八会：腑会太仓，即中脘穴也，在脐上四寸；脏会季胁，即章门穴，在脐上二寸，两旁各开九寸；筋会阳陵泉，在膝下外廉八寸是也；髓会枕骨，脑为髓海，枕骨穴在脑后也；血会膈俞，血乃心所主，肝所藏，膈俞在七椎傍各一寸半，上则心俞下则肝俞，故为血会也；骨会大杼，骨者髓所养，自脑下注大杼，渗入髓心下贯尾骶诸骨也；脉会太渊者，在右手寸口，扁鹊指为脏腑，气血始终之处是也；气会三焦，即膻中穴也，在玉堂下一寸六分两乳间是也。

人身总有三百六十五骨节，以应周天度数，男子骨白妇人骨淡黑色，男髑髅骨自项及耳至脑后，共八片，脑后横一缝，当正直下至发际，别有一直缝，妇人只六片，脑后横一缝，当正直下则无缝。左右肋骨男各十二缝，八长四短，女各十四条，八长六短。手脚骨各二段①，男左右手腕及左右臁仍骨边皆有髀骨，女无之。尾蛆骨若猪腰子仰在骨下，男子者其缀脊处回②，两边皆有两尖瓣如棱角，周围九

---

① 段：据上下文义，疑为"段"。
② 回：张俊英刻本作"凹"，据上下文义，当是。

窍，妇人者其缀脊处平直，周布六窍，余骨则大段相同也。

背经总图　面经总图　经穴交贯歌
十五络歌　经络长短数

背经总图

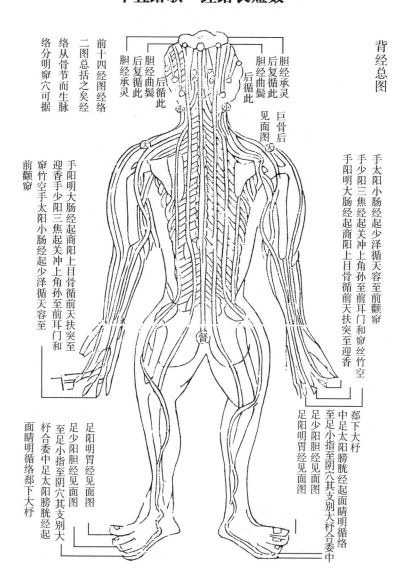

前十四经图经络
二图总括之矣经
络从骨节而生脉
络分明窌穴可据

胆经承灵
后复循此
胆经曲鬓
后复循此

后循此
胆经承灵
后循此
胆经曲鬓

巨骨后
见面图

手阳明大肠经起商阳上目骨循前天扶突至
迎香手少阳三焦起关冲上角孙至前耳门和
窌竹空手太阳小肠经起少泽循天容至
前颧窌

手太阳小肠经起少泽循天容至前颧窌
手少阳三焦经起关冲上角孙至前耳门和窌丝竹空
手阳明大肠经起商阳上目骨循前天扶突至迎香

郄下大杼
中足太阳膀胱经起面睛明循络
至足小指至阴穴其支别大杼合委中
足少阳胆经见面图
足阳明胃经见面图

足阳明胃经见面图
足少阳胆经见面图
至足小指至阴穴其支别大
杼合委中足太阳膀胱经起
面睛明循络郄下大杼

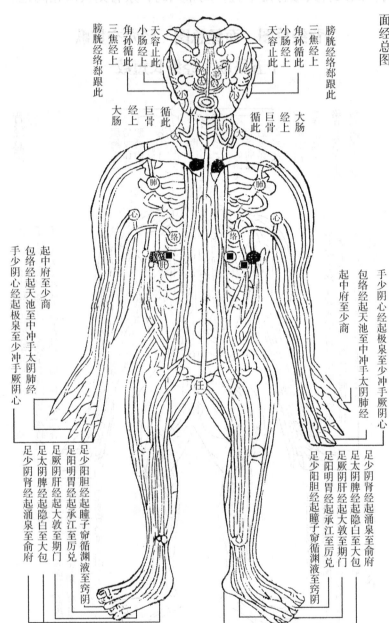

面经总图

膀胱经络郄跟此

三焦经上
角孙循此
小肠经上
天容止此

膀胱经络郄跟此

三焦经上
角孙循此
小肠经上
天容止此

大肠
巨骨
经上
循此

大肠
巨骨
经上
循此

肺

肺

心

心

络

络

起中府至少商
包络经起天池至中冲手太阴肺经
手少阴心经起极泉至少冲手厥阴心

手少阴心经起极泉至少冲手厥阴心
包络经起天池至中冲手太阴肺经
起中府至少商

足少阴肾经起涌泉至俞府
足太阴脾经起隐白至大包
足厥阴肝经起大敦至期门
足阳明胃经起承江至厉兑
足少阳胆经起瞳子窌循渊液至窍阴

足少阳胆经起瞳子窌循渊液至窍阴
足阳明胃经起承江至厉兑
足厥阴肝经起大敦至期门
足太阴脾经起隐白至大包
足少阴肾经起涌泉至俞府

任

手足三阴，三阳各主一脉，共十二经通行荣卫，总贯百骸，周流无已，凡一脉左右双行。手三阴之脉，从脏走至手。次手三阳，从手走至头。次足三阳脉，从头走至足。足三阴之脉，从足走至腹。平人一呼脉行三寸，一吸脉行三寸，呼吸定息，脉行六寸，以呼吸计之。凡一万三千五百息，以脉计之行，八百一十丈之数，五十度周于身，而荣卫之行，阳二十五度，阴亦二十五度，出入阴阳，参交互注，无少间断，五十度适当百刻，而星复旧处为一晬，又明日平旦寅初，漏下一刻，仍复会于手太阴矣。故越人指寸口为五脏六腑之终始者，以荣卫始于中焦，注手太阴阳明，阳明注足阳明太阴，太阴注手少阴太阳，太阳注足太阳少阴，少阴注手心主少阳，少阳注足少阳厥阴，厥阴复还注手太阴。别络十五，皆因其原如环无端转相灌溉也。

歌曰：肺注大肠胃注脾，心注小肠膀胱肾。心主三焦次第逢，胆肝相继又传肺。中府为初注少商，少商别络注商阳。商阳复向迎香走，香接头维至库房。维下降兮趋厉兑，兑传隐白至胸乡。隐白上升达大包，大包仍续极泉场。泉贯少冲心部井，少泽相连即小肠。泽会听宫睛明分，睛明下造至阴强。至阴斜出勇泉底，泉穴还归腧府藏。腧府天池横络截，池出中冲心主张。中冲并与关冲合，关冲宛转丝竹傍。丝竹更贯瞳髎穴，瞳髎下入窍阴方。窍阴横亘大敦井，敦上期门肝脉当。期门历遍还中府，经络周流仔细详。人身络脉一十五，我今逐一从头举。手太阴络为列缺，手少阴络即通里。手厥阴络为内关，手太阳络支正是。手阳明络偏历当，手少阳络外关位。足太阳络号飞扬，足阳明络丰隆记。足少阳络为光明，足太阴络公孙寄。足少阴络名大锺，足厥阴络蠡沟配。阳督之络号长强，阴任之络为屏翳。脾之大络为大包，十五络名君须记。

手足三阴三阳脉有长短之异。手三阳从手至头，长五尺，五六合三丈。手三阴从手至胸中，长三尺五寸，三六一丈八尺，五六三尺合二丈一尺，足三阳从足至头，长八尺，六八四丈八尺。足三阴从足至胸，长六尺五寸，六六三丈六尺，五六三尺合三丈九尺。人两足跷脉从足至目，长七尺五寸，二七一丈四尺，二五一尺合一丈五尺。督脉从头循脊骨入骶，任脉从胞上注目，各长四尺五寸，二四八尺二五一尺，凡脉长一十六丈二尺也。

三部脏腑脉位图　寸关尺解　头面图说

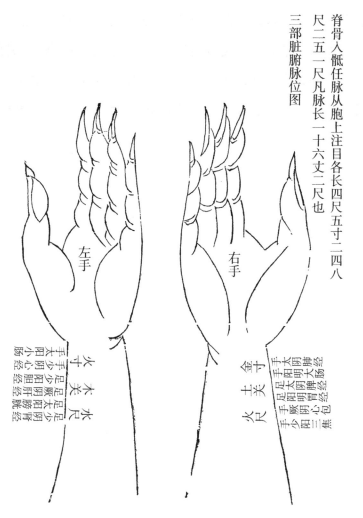

三部脏腑脉位图

脊骨入骶任脉从胞上注目各长四尺五寸二四八尺二五一尺凡脉长一十六丈二尺也

左手

右手

火寸
土关
木尺
手太阳小肠经
手少阴心经
足少阳胆经
足厥阴肝经
足太阳膀胱经
足少阴肾经

金寸
土关
火尺
手阳明大肠经
手太阴肺经
足阳明胃经
足太阴脾经
手少阳三焦
手厥阴心包经

右寸金大肠，关土脾胃脉，火心包三焦脉。左寸火心小肠脉，关木肝胆脉，尺水肾膀胱脉。

《难经》云："尺寸者，脉之大要会也，从关至尺是尺内，阴之所治也，从关至鱼际是寸口内，阳之所治也，故分寸为尺，分尺为寸。故阴得尺中一寸，阳得寸内九分。尺寸终始，一寸九分，故曰尺寸也①。"又云："手太阴、阳明金也，足少阴、太阳水也，金生水，水流下行而不能上，故在下部也②。"足厥阴少阳木也，生手太阳少阴火，火炎上行而不能下，故为上部。手心主少阳，火生足。太阴阳明土，土主中宫，故在中部也。皆五行子母，更相生养者也。

---

① 尺寸者……故曰尺寸也：语见《难经·二难》。

② 手太阴……故在下部也：语见《难经·十八难》。

头面图

中景云还念两目白黑分
左目为日天神存右目为
月太一然

耳
内景云外应两耳百液津
又云云玉华使耳门又
云耳神空闲字幽田
中景云耳象书夜空如聪
中有黄庭主听门

鼻
内景云鼻神王垄字灵坚
中景云念鼻通秋芳加香
清虚神气处中央
外景云外应眼膣鼻柱间

外景云随鼻上下
开两耳
中景云常居鼻上
候百神

脾轮内同
颊
睛明
大小眦血轮心
瞳子水轮肾
眼目气轮肺
眼珠风轮

中景云固共神女
东西厢扶持黄泉
五味长此道妙神
齿

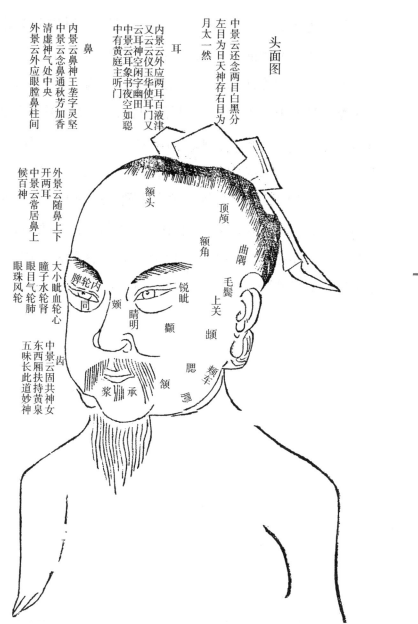

额头
顶颅
额角
曲隅
毛鬓
锐眦
上关
颛
颐
腮
颊车
颔
浆
承

其首者，始脑户后项大筋，宛宛中为风府，项两傍为颈，颈上为脑，脑上为巅，巅前为顶颕①，顶颕前为囟，囟前为发际，发际前为额颅，额颅前两傍为额角，额角两傍耳上发际陷中为曲隅，曲隅前为眉骨，眉骨前为颜，颜下为鼻，鼻上山根为頞②，頞两傍为目，目内连深处为系，目内眦为睛明，外眦为锐眦，耳本脉中为鸡足，青耳下陷中为颊车，耳前发脚为兑发，耳上前廉为上关，耳前目下为頄，頄下为腮，腮下为颔，颔中为颐，地阁上陷为承浆，口内前小者为齿，傍大者为牙根，内为龂，齿内为舌，舌根为舌本，本上对为悬痈③，口沿为唇，唇上为人中，人中上两傍为鼻孔。颕乃挺切，宁上声。頞音遏。颔音韩。

① 颕（mǐng 拧）：意为"顶"。
② 頞（è 饿）：鼻梁。
③ 悬痈：疑为"悬雍"。

腹胁手臂图说　腰脊图说　足膝图说

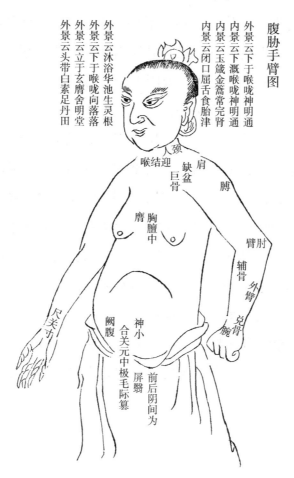

腹胁手臂图

外景云下于喉咙神明通
内景云下溉喉咙神明通
内景云玉箴金龠常完肾
内景云闭口屈舌食胎津

外景云沐浴华池生灵根
外景云下于喉咙向落落
外景云立于玄膺舍明堂
外景云头带白素足丹田

喉结迎　人颈
缺盆　肩
巨骨　膊

膺　胸膻中

臂肘
辅骨　外臂
兑骨　腕

尺泽方

神小　阙腹
合关元中极毛际篡
屏翳　前后阴间为

其手者，从肩前后之下为膊，膊下对腋为臑，有内外各有前廉后廉，臑尽处为肘，一名腴，腴下为股，一名臂，臂有上骨下骨，上骨为辅骨，臂有上廉下廉，臂分内外亦有前廉后廉，臂骨尽处为腕，腕下踝为兑骨，上踝为高骨，骨下动脉为关，关后为尺，关前为寸口，寸口骨为束骨，束骨前为掌骨，后肥肉际为鱼际，鱼际外为两筋，两筋前为歧骨，岐骨前为虎口。

其胸腹者，从前阴后，后阴前为屏翳，两筋间为篡，篡内深处为下极，下极之前男为阴廷，女为窍漏。阴廷下为阴器，阴器上为聚阴，聚阴上为毛际，毛际两傍动脉中为气冲，气冲上中为小腹，小腹内为中极，中极上为关元，关元上为脐，脐上至鸠尾为腹，鸠尾为心蔽骨，一名臆，臆上为胸，胸中两乳间为膻中，一名元儿，胸两傍高起处为膺，膺上横骨为巨骨，巨骨上为缺盆，缺盆骨为𩩲①音弋，𩩲中会处连舌本起者，为结喉，结喉两傍各一寸五分，在颈大脉应手可候五脏气处，为人迎，一名五会，人迎上曲颔前一寸三分陷中动脉处为大迎，大迎内为喉咙，喉咙上为颃颡，内为咽门。

其胁者，胁上际为腋，胁骨下为肋，腋下三寸从胁至胅，八肋骨间为季胁，季胁下空软处为䏚，䏚外为胳。

---

① 𩩲（yì 义）：锁骨上窝。

腰脊图

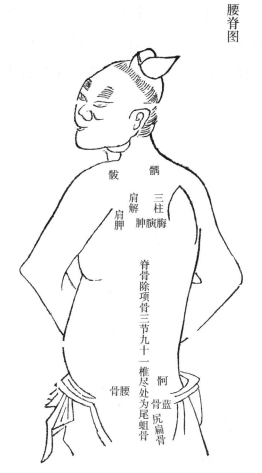

髃　骹

三柱
肩解
肿䐹胸
肩胛

脊骨除项骨三节九十一椎尽处为尾蛆骨

腰骨

䯑蓝骨尻扁骨

　　其腰脊者，脊骨节为䯏音推，䯏骨下尽处为䯏尾，䯏
尾锐为尾蛆骨，一名骶骨，骶骨两傍为扁骨，扁骨之内阳
曰十二髎，阴曰八髎，尽分各处为尻，尻上横骨为腰蓝
骨，蓝骨上为腰骨，一名髓①音懊，髓上为䯑口亚切，䯑上
挟脊内为脊骨，凡二十一节，通项骨三节共二十四节。脊

---

①　髓（ǎo 袄）：腰骨。

肉为腴①音寅腴两傍为脊，脊内为胛，一名脢音梅，背肉。脢上两角为肩解，肩解下成片者为肩胛，一名膊，肩两端间为髃骨，肩胛际会处为三柱，三柱之上两傍之前为骸②。

足膝图

足膝图

其股膝者，从足跟为踹音短，踹上为踵，踵上为腨，一名腓肠，腓肠之上膝后曲处为腘，膝上至腰髋骨下通为捷，捷上挟两傍为机，机后为臀，臀肉为胂音随，机前为髀厌，一名髀枢，枢下为股，一名胯，胯骨为骱䯅音匡郎，

---

① 腴（yín 寅）：脊肉。
② 骸（bó 薄）：肩膊。

股下为鱼腹，股外为髀股，髀之前膝上起肉为伏兔，后交文中为髀关，关上横骨为枕骨，关下膝解为骸关，挟膝解中为膑音牝，膑下通为骱①，骱外为后辅骨，骱音柜两旁为骹音敲，胫也，骹前为骭音汗，膝骨，一名骱音炀，胫骨，亦名胫骨，胫下尽处为曲节，一名腕，其足从大指爪甲之后为三毛，三毛后横纹为聚毛，聚毛后为本节，本节后为岐骨，岐骨上为跗，跗内下为覈②骨，一名核骨，大指下为趾，趾下为踇，踇后为板，板后为足心，足心后为足掌，足掌后为跟，两踝相对为腕，内踝之前大骨下陷中为然谷，外踝上为绝骨，足外侧大骨下赤白肉际为京骨也。

①　骱（guì 贵）：膝胫间骨。
②　覈（hé 和）：通"核"。朱骏声曰："凡物包覆其外，坚实其中曰覈。"

人镜经附录序

附录者，续前经未竟之旨，摘《素》《灵》根本之言也。盖凡天下事物莫不有本，而医亦当知其本也。故予首揭气化形化之源，以知人道之伊始，立胎元之图说，而知男女之攸分，观婴孩之始生，则保幼有方，而觉吾身之生长非易矣。又明男女天癸之度有期，而人又当知以自保，又揭气血津液精脉，识其异派而同源，而以之调护他人，宁复舛误哉。至痰饮之类分，则投剂不至混淆，且阴胜阳胜诸证悉属表里之虚实，与夫十二邪所发咸自内而之外者也。至若膀胱一图之讹沿已久，非予目击，奚能正之？至运气之说原系标本，今人多置不究，而经络始终亦不寻讨，予皆为之训释而表著之。若内景中脏腑之交贯，左右之易治，多所辨明，使知分门而别户。至于十二经之动脉，男女脉之易位，皆经订正，而病机气宜明性察理，诸补服药忌食忌悉有所本，是皆《灵》《素》中之本旨而《人镜经》所未竟者。

万历丙午岁七月望日　后学豫斋钱雷谨序

人镜经附录上卷

原始论

夫万物于造化中，必赖元气积累，渐次而成。人在母腹中，亦赖气血滋长，渐次而成。鞠育之恩，岂容易哉？每览诸书，及目见耳闻，逐月滋养，先生何脏何腑，悉合天地五行生成之数，详著于篇，以便观览，始知气化形化之源。其婴幼妇女及男女摄养皆有所本云。

夫太极乃一气耳。太极生两仪，两仪生四象，四象生五行，五行备而万物生矣。详而推之，两仪未判之先，总一太极也。太极如卵，然内则阴阳混沌也，至开辟而分天地，轻清为天，重浊为地，天垂象而有日月星辰，地奠形而有山川土石，此两仪生四象也。四象具而五行彰，五行，水火木金土也。天一生水，水清全，未有渣滓。地二生火，火则熏灼混浊而将凝也。天三生木，木则半刚半柔而体质成矣。地四生金，金至刚而体质坚矣。天五生土，土则重大厚实而成形，是五行备矣。既备则阴阳交合而化生万物也。人得天地之正气以生，既有阴阳，即分男女。故禀乾道之粹者为男，禀坤道之粹者为女，乃锺五行之秀，得气化而成者也。故头圆象天，足方象地，两目以象日月，四肢以象四时，而五脏以象五行，六腑以象六气，呼吸以象气机，窹寐以象昼夜，血脉以象江河，毛发以象草木，骨节以象周天之度。一身之中，无不肖乎天地，天地间最灵于物者人也。上以治历明时，下以分州画野，中以立纲陈纪，辅相天地之不及，裁成天地之太过，所以参为三才也。其动物禀阴阳之偏者为兽，头体横，四肢皆足而走。禀阳之盛者为禽，则头向上而有翼能飞。禀阴之至者无翼足而沉水。植物本乎地，故根入乎地，枝叶向乎天。此皆天地自然之妙也。今以形化言之，《易》曰：男女媾精，万物化生①。有云：经水断后一二日，血海始净，精胜其血，感者成男。四五日后，血脉已旺，精不胜血，感者成女。此论精血盛衰，并候时日之语也。又曰：阴血先至，阳精后冲，则血开裹精，精入为骨而成男，阴包阳也，以成坎卦。若阳精先至，阴血后冲，则精开裹血，血入为本而成女，阳包阴也，以成坎卦②。若阴阳均至，混杂③不纯，成非男非女之身，名曰两仪子，精血散分，骈胎品胎④之兆。既孕其胎，一月如珠露，二月如桃花，三月男女分，四月形象具，五月筋骨成，六月毛发生，七月游其魂而能动左手，八月游其魄而能动右手，九月三转身，十月满足而生也。又曰：一月为胞精血凝也，二月为胎形兆胚也，三月阳神为三，魂动生灵也，四月阴灵为

① 男女媾精，万物化生：语出《易经·系辞下传》。
② 坎卦：据上下文义，应为"离卦"。
③ 混杂：混合搀杂。
④ 骈胎品胎：骈胎，双胞胎。品胎，三胞胎。

七，魄静镇形也，五月五行分脏以安神也，六月六律定腑用滋灵也，七月七精开窍通光明也，八月八景神具降真灵也，九月宫室罗布以定精也，十月气定万象成也。又有言其脏腑相生之次第者，若阴包阳者为男，先生右肾，阳包阴为女，先生左肾。其次肾生脾，脾生肝，肝生肺，肺生心，以生其胜己者。肾属水，而五脏由是为阴，其次心生小肠，小肠生大肠，大肠生胆，胆生胃，胃生膀胱，膀胱生三焦，以生其己胜者。小肠属火，故六腑由是为阳，其次三焦生八脉，八脉生十二经，十二经生十五络，十五络生一百八十系络，系络生一百八十缠络，缠络生三万四千孙络，孙络生三百六十五骨节，骨节生三百六十五大穴，大穴生八万四千毛窍，则耳目口鼻四肢百骸之身皆备矣，人身肖天地，可不自重乎？妇人怀孕，其各经逐月滋养，胎元皆有次第。

一月足厥阴肝脉养，二月足少阳胆脉养，三月手厥阴心包络脉养，四月手少阳三焦脉养，五月足太阴脾脉养，六月足阳明胃脉养，七月手太阴肺脉养，八月手阳明大肠脉养，九月足少阴肾脉养，十月足太阳膀胱脉养。

诸阴阳各养儿三十日，惟手太阳小肠与手少阴心脉二脉不养，以其下主月水上为乳汁故也。

若孕妇病而胎不安，就于所养月分，详其气血多寡，察其有余不足而调之。

十二经气血歌

多血多气经须记，大肠手经足经胃。少血多气有六经，三焦胆肾心脾肺。多血少气心包络，膀胱小肠肝所异。

妇人血与乳，俱由脾胃所生。《经脉别论》云：食气入胃，其清纯津液之气归于心，入于脉变赤而为血，血有余，则注于冲任而为经水。经水者，阴水也，阴必从阳，故其色赤，禀火之色也，且冲为血海，任主胞胎，若媾男子之精，阴阳和合而成孕，则其血皆移荫于胎矣，胎既产，则胃中清纯津液之气归于肺，朝于脉，流入于乳房，变白而为乳，是禀肺金之色也，其或儿不自哺，阳明之窍不通，其胃中津液仍归于脉，变赤而复为月水也。

养儿十月满足，形神皆具。而外则河车之蒂已脆，儿如梦觉，伸手踘①足，随浆顺路而出矣。

---

① 踘（jú 局）：弯曲。

胎元图说

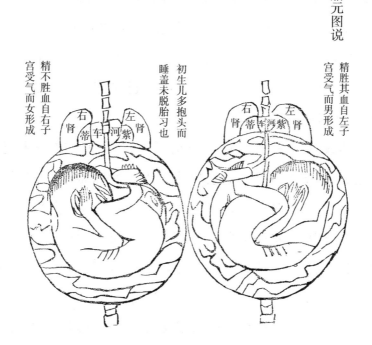

胎元图说

精胜其血自左子
宫受气而男形成

左肾

右肾

蒂车河紫

初生儿多抱头而
睡盖未脱胎习也

精不胜血自右子
宫受气而女形成

左肾

右肾

蒂车河紫

精气盛则成二男，血气盛则成二女，精血皆盛则成一男一女，或精血散分，则成品胎，或精血混杂，则成非男非女，不可为父①，女不可为母，皆非纯气或感邪祟鬼怪之渗气，则成异类矣。男妊自己起顺行，更午未申酉戌亥子丑，至十月而生于寅，寅为东方木阳也。负阳而抱阴，故头东而足西。女妊自己逆行，更辰卯寅丑子亥戌酉，至

---

① 不可为父：据上下文意，疑之前脱一"男"字。

十月而生于申，申为西方金阴也。负阴而抱阳，故头西而足东。头与手足蟠①作一团，如卵黄然，其浆水如卵白也。娩而头先出者，由脑髓重坠下，故得随浆顺路而出。人之元气始于子，子居坎位，天一所生，万物之所始也。男子从子左行，三十至己阳也，故三十而娶，女子从子右行，二十至己阴也，故二十而嫁。则此己位者，正阴阳之分也，故怀妊从己始。

其或月数未满，遇事触犯而娩，则河车之蒂未脆，儿之元气未全，不能随浆顺路而出，所以难产。戴考功景元云，妇人觉有娠，即不宜与交接，若不忌主半产。盖女与男接，欲动情胜，亦必有所输泄，而子宫又闭，固多致半产。牛马之类，受胎后牡者近身则蹄之，谓之护胎，所以无半产者。人惟多欲而不知忌，故往往有之，《产宝论》及妇女科书俱无此论，可谓扩前人所未发矣。

子宫，即血室也。一系在下，上有两歧，一达于左，一达于右，与男媾，精胜其血，则阳为之主，受气于左子宫，而男形成。精不胜血，则阴为之主，受气于右子宫，而女形成孕，成而始化为胞也。

胞又名紫河车。其蒂起于两肾中间，著脊而生，有一系系于儿脐，悬儿于胞中，此通母之气血，遗荫之道路

---

① 蟠：屈曲。

也。外是河车包裹，内含浆水以养儿身，使上下四旁，皆不碍于儿身，所以儿安。

紫河车，《本草》并无其名，今人取其生发之源，混沌之皮，包含变化将以补人，此未达至理者。夫儿在胞，始由白露桃花，渐而变化脏腑四肢百骸，以至皮毛骨肉，气血精神，无不具备。十月满足，乃变化至极之处，物极则返之时，正是瓜熟蒂悬栗熟自脱之际，且其精华皆聚于儿，既产其胞衣尚有余气存耶，未闻栗壳瓜蒂尚有补者，其大造丸有服之而效者，乃余药之功也。

人生赖父精母血交媾而成，其身体脏腑骨肉皮毛，皆是母之阴血所成。经曰：阴成形也①，其性命魂魄精神意智，及视听言动皆父之阳精所化。经曰：阳化气也②，始则阴阳交合而生，终则阴阳离散而死，生则七七四十九日而意智始全，死则七七四十九日而魂魄散尽。

初生芽儿一块血，也无形证也无脉。有惊当知是胎惊，有热须知是胎热。三朝绷抱未安和，七日一腊古来说。儿或有病必择和缓柔药治之，如患撮口脐风急证，始借猛药治之。

小儿变蒸凡十八次。

三十二日一变生肾气，六十四日二变一蒸生膀胱气，九十六日三变生心气，一百二十八日四变二蒸生小肠气，

---

① 阴成形也：语出《素问·阴阳应象大论篇》。
② 阳化气也：语出《素问·阴阳应象大论篇》。

一百六十日五变生肝气，一百九十二日六变三蒸生胆气，二百二十四日七变生肺气，二百五十六日八变四蒸生大肠气，二百八十八日九变生脾气，三百二十日十变五蒸生胃气。

前十变五蒸讫，后又有三大蒸。

六十四日为一大蒸，计三百八十四日。

又六十四日为二大蒸，计四百四十八日。

又六十四日为三大蒸，计五百一十二日，再六十四日，至五百七十六日变蒸俱毕，儿乃成人也。所以变者变生五脏也。蒸者，蒸养六腑也。其血脉方始，荣骨未长，情性有异，于前当变蒸之时，先看儿子唇口上如上唇微肿，有如卧蚕或有珠泡子者，是变蒸证也，即宜少与乳食吃，不可妄投药饵。

凡儿生意智骨度六十日后，瞳子成，能笑认人。百日，任脉成，能自反覆。一百八十日，尻骨成，能坐。二百四十日，掌骨成，能匍匐。三百日，膑骨成，可扶立。三百六十日，膝骨成，可扶行。此皆定法。

颅囟者，乃精之门户也，关窍之橐钥也。上下相贯，百会相通，七孔应透五脏所藉，泥丸之宫，魂魄气穴。气实则合，气虚则开，良田长大，不可不合，凡有未合，毋忽诸。

凡小儿心气盛者，伶俐早言笑，形神清而多发。

心气怯，则性痴而语迟，发久不生，生则不黑。

肝气盛者，跷健而早行立。

肝气怯，则长不能行而脚细，名曰鹤膝，又或眉久不生。

脾气盛者，肌肉厚而色紫，耐壮而乳多。

脾气怯，则肌虚而喜汗，汗多则肉瘠。

肺气盛者，肌肉莹白滑腻，发细黑润。

肺气怯，则肌肉沮散，若无皮而血凝，绕鼻口悉黄，闭目撮面，口中干燥，四肢不能伸缩，哭无声不吮乳，此皮毛不敛也，多是不育，乳母未产前有乳汁，生子亦不育。

肾气盛者，囟囟小而早合，牙齿早生。

肾气怯，则解颅而囟不合，牙久不生，生则不固而黯，目睛多白，颅不合而百病交攻，极难将护，此最为大病。

凡小儿初生，至半晬，看其额前眉发际下，以食指中指名指轻手满曲按之。见头在左，举右手，头在右，举左手，食指为上，名指为下，若三指俱热，感受寒邪，鼻塞气粗，三指俱冷，上吐下泻。若食指中指热者，上热下冷。中指名指热者，挟惊候也。食指热胸堂不觉，名指热，乳食不和也。半晬已上，虎口候也。周晬已上，指上看纹，此其验也。

察婴儿病其头毛皆逆上者必死，耳间青脉起者掣痛，大便赤瓣飧泄，脉小者手足寒难已，飧泄脉小手足温，泄易已。

孙真人云：乘马远行，至暮，当以沐浴更衣，方可近于婴儿处所，若感其秽气，则为急惊风搐。又云：步践粪秽之履，勿使近于婴儿，若感其气，则为天吊①。

丈夫八岁肾气实，发长齿更。二八肾气盛，天癸至，精气溢泻阴阳和，故能有子。三八肾气均平，筋骨劲强，故真牙生而长极。四八筋骨隆盛，肌肉满壮。五八肾气衰，发坠齿槁。六八阳气衰竭于上，面焦发鬓颁白②。七八肝气衰，筋不动，天癸竭，精少肾脏衰，形体皆极。八八则齿发去。肾者主水，受五脏六腑之精而藏之，故五脏盛，乃能泻，今五脏皆衰，筋骨解坠，天癸尽矣，故发鬓白，身体重，行步不正，而无子耳。有其年已老而有子者，何也？此其天寿过度，气脉常通，而肾气有余也。此虽生子，男不过尽八八，女不过尽七七，而天地之精气皆竭矣。

精未通而御女以通其精，则五体有不满之处，异日有难状之疾。

阴已痿而思色以降其精，则精不出内败，小便道涩而为淋。

精已耗而复竭之，则大小便道牵疼，愈疼则愈欲大小

① 孙真人云……则为天吊：语出《伤寒直格·泛论》。
② 颁白：颁，通"斑"。须发半白。《孟子·梁惠王上》："颁白者不负戴于道路矣。"

便，愈便则愈疼，若有用房中术者，病亦如之，男子用精过度，精竭则血至，至则危矣。

女子七岁肾气盛，齿更发长。二七而天癸至，任脉通，太冲脉盛，月事以时下，故有子。三七肾气均平，故真牙生而长极。四七筋骨坚，发长极，身体盛壮。五七阳明脉衰，面始焦，发始坠。六七三阳脉衰于上面皆焦，发始白。七七任脉虚，太冲脉衰少，天癸竭，地道不通，故形坏而无子也。

女人天癸既至，踰十年无男子合，则不调，未踰十年，思男子合亦不调，不调则旧血不出，新血误行，或溃而入骨，或变而之肿，或虽合而难子。

合男子多则沥枯虚人。

产乳众则血枯杀人。

女子用血不行则病，妄行则竭。如欲胜泄精者必死，是反常也。

如遇少妇患有咳嗽潮热，精神憔悴者，询其有汗无汗，或有梦泄遗泄等症，惟其血从经脉中流来，则身不苏麻，如泄精则从骨节中出来，故身体苏麻瘫软，以此别之，治则有处。

夫血为气之配，气热则热，气寒则寒，气升则升，气降则降，气凝则凝，气滞则滞，气清则清，气浊则浊，故经有成块者气之凝也，将行而痛者气之滞也，来后作痛者气血俱虚也，应期者气之正也，色淡者气虚而有水以混之也，错经妄行者气之乱也，紫者气之热也，黑者热之甚也，当详其所因而治之。

血气不调，阴阳怨伏。过于阳则经脉前期而来。过于阴则经脉后期而至。盖血性得热则流通，得寒则凝涩。阴气乘阳，内寒血涩，故其来乍少；阳气乘阴，血热则流，故其来乍多。过与不及，皆致病也。然其候有三：一则血气盛实，经络遏闭，其脉滑实，见之当通经疏利；一则形体憔悴，经络枯竭，其脉虚弱，见之当滋养血气；一则风冷外伤、七情内贼以致经络痹滞，其脉浮濇，见之当解散风冷，去瘀生新。

若血虚烘热，盗汗筋挛，则为虚劳。血少水涸，燥气乘肺，则为干嗽。宿寒流滞，血与气搏，则为腹痛。败血结块，时发寒热，则为癥瘕。或风寒滞经，化血为水，流溢四肢，为①之血分。或脾不制水，血与水并，浮胀肌肉，谓之虚肿。或冲任气虚，内欲过度，风邪冷热之气入于胞门，秽液与血相兼而下，气虚者则白多，血虚者则赤多，血气皆虚，赤白相杂，谓之赤白带。或冲任劳损，经海伤动，脾虚胃弱，故不能约制其血，倏然暴下，谓之崩中。亦有非时血行，淋沥不断，谓之漏下。复有瘀血，时崩时止，谓之崩中漏下。五脏俱虚，五色俱下，以至眩晕烦闷，呕恶怔忡，迷乱多忘，发狂妄语，

---

① 为：张俊英刻本作"谓"，据上下文意，当是。

小便不禁，此妇人以血受病众多而为之病，遇夜愈增剧也。

如女子手少阴心脉动甚者妊子。

阴搏阳别，谓之有子。阴尺中也，搏谓触于手也。尺脉搏击于寸中殊别，阳气挺然，则为有娠之兆。何者？阴中有别阳也。

父少母老，产女必羸。母壮父衰，生男必弱。补羸女，先养血壮脾，宜及时而嫁。补弱男，宜壮脾节色，宜待壮而婚。

产前之脉贵乎实，产后之脉贵乎虚。产前为之顺气安胎，产后为之扶虚消瘀。

《腹疾篇》曰：干痛有时当为虫，产余刺痛皆变肿①。

《宿血肿胀歌》云：败血充脾肿胀灾，胎前宿湿注流来。致令余血流经络，次使平胸气满怀。脉沉宜小调经易，宿血须当琥珀开。叮宁后学专心审，莫作脾伤水气猜②。

论气血津液精脉所生之源

《经脉别论》曰：食气入胃，散精于肝，淫气于筋。食气入胃，浊气归心，淫精于脉。脉气流经，经气归于肺，肺朝百脉，输精于皮毛。毛脉合精，行气于府。府精

---

① 腹疾篇……产余刺痛皆变肿：语见《褚氏遗书·审微》。

② 宿血肿胀歌云……水气猜：语出《竹林寺女科秘要·宿血肿胀》。

神明，留于四脏，气归于权衡。权衡以平，气口成寸，以决死生①。

饮入于胃，游溢精气，上输于脾。脾气散精，上归于肺，通调水道，下输膀胱。水精四布，五经并行，合于四时五脏阴阳，揆变以为常也。

水气入胃为饮。清者变而为血，化而为荣，入肾为精，谷入胃为食。浊者变而为气，化而为卫，入心为神，渣滓为清便。

经曰：五气入鼻，藏于心肺，上使五色脩明，声音能彰。五味入口，藏于肠胃，味有所藏，以养五脏。气和而生，津液相成，神乃自生，此谓之气②。

又曰：五谷入于胃也。其糟粕、津液、宗气分为三隧。故宗气积于胸中，出于喉咙，以贯心肺，而行呼吸焉③。

荣气者，泌其津液，注之于脉，化而为血，以荣四末，内注五脏六腑，以应刻数焉。

卫者，出其悍气，慓疾而行于四末分肉皮肤之间而不休者也。昼行于阳，夜行于阴，常从足少阴之分间，行于五脏六腑。

又曰：两神相搏，合而成形，常先身生，是谓之精④。

① 食气入胃……以决死生：语见《素问·经脉别论篇》。
② 五气入鼻……此谓之气：语出《素问·六节藏象论篇》。
③ 五谷入于……呼吸焉：语见《灵枢·邪客》。
④ 两神相搏……是谓之精：语出《灵枢·决气》。

上焦开发，宣五谷味，熏肤充身泽毛，若雾露之溉。是为气。

火气熏蒸，腠理发泄，汗出溱溱，是谓津。

谷入气满，淖泽注于骨，骨属屈伸洩泽，补益脑髓，皮肤润泽，是谓液。

中焦受气，取汁变化而赤，是谓血。

壅遏营气，令无所避，是谓脉。

又曰：上焦出于胃上口，并咽以上，贯膈而布胸中，走腋，循太阴之分而行，还至阳明，上至舌，下足阳明，常与营俱行于阳二十五度，行于阴亦二十五度一周也，故五十度而复大会于手太阴矣①。命曰卫。

中焦亦并胃中，出上焦之后，此所受气者，泌糟粕，蒸津液，化其精微，上注于肺脉，乃化而为血，以奉生身莫贵乎此，故独得行于经隧，命曰荣卫。

下焦者，别回肠，注于膀胱而渗入焉。故水谷者，常并居于胃中，成糟粕而俱下于大肠，而成下焦，渗而俱下脐，泌别汁，循下焦而渗入膀胱焉，是为溺。又云：中焦出气如露，上注溪谷，而渗孙脉，津液和调，变化而赤为血，血和则孙脉先满溢，乃注于络脉，皆盈，乃注于经脉。阴阳已张，因息乃行，行有经纪，周有道理，与天合同，不得休止②。

---

① 上焦出于胃……手太阴矣：语见《灵枢·营卫生会》。
② 中焦出气如露……不得休止：语见《灵枢·痈疽》。

又曰：胃为十二经之海①，十二经皆禀气血以滋养。

又曰：冲任二脉为血海②，主渗灌溪谷，而阳明为之长。

又曰：二阳之病发心脾，有不得隐曲，女子不月③。

夫饮食入胃，阳气上行，津液与气，入于心贯于肺，充实皮毛，散于百脉。脾禀气于胃，而浇灌四傍，荣养气血者也。

悉观已上经旨，乃知六者俱有脾胃所生而分布于心肺肝肾者明矣。经曰，肺主气，肾纳气，心主血，肝纳血。皆不云生者，盖谓此也。其津液精脉，虽不言而可知矣。

治气虚用四君子汤，治血虚用四物汤，乃前人不易之成方也。气虚用四君子汤者，极当。盖四药性味平和，甘温之剂，是兼脾胃故也。四物汤治血虚，就不可概用，当审见血不见血之分。如呕血吐血咳血衄血便血溺血汗血，如妇人行经作痛或行而些少，行而过多或行而紫黑，或行而淡红，或产后血崩，或血晕血块，或瘀血作痛，或恶血攻冲，或赤白带下，或赤浊赤淋，如此之类，皆明见血也。用四物汤加减，用之极当。惟有病久脉虚而微，或细而涩，或芤而濡，或迟而软，或面黄

---

① 胃为十二经之海：语出《灵枢·海论》。

② 冲任二脉为血海：语出《灵枢·海论》。

③ 二阳之病……女子不月：语见《素问·阴阳别论篇》。

而唇白，或面白而目昏，或指甲手掌皆白，或夜热口干，或遗精盗汗，或倦怠嗜卧，或饮食不甘，或四肢乏力，此皆不见血而血虚者也。当推前录气血所生之源，当从脾胃补起，是培其根本也，其枝叶何患其不茂荣耶。先哲有言，阴虚补阴，阳虚补阳，阴阳两虚，惟补其阳，阳生而阴长也。仲景以独参汤治血虚，正阳生阴长之义也，且夫气血并行而不背，人之一身，调气为上，调血次之，先阳而后阴也。又云：气行血行，气止血止。如此详之。补血当以参芪为先，归地次之，何也？归地性多缠滞，最于胃气有妨，倘不变通而固执之，是反乖生发之源也。

凡人身之水，在上为痰，伏皮为血，在下为精，从毛窍出为汗，从腹肠出为泻，从疮口出为水。

痰尽死，精竭死，汗枯死，泻极死，水从疮口出不止，干即死。

血充目则视明，充耳则听聪，充四肢则举动强，充肌肤则身色白。溃则黑，去则黄。外热则赤，内热则上蒸喉或下蒸小肠，为小窍。溃久则凝聚而为黑，去多则湿郁而发黄。喉有窍，则咳血杀人。肠有窍，则便血杀人，便血犹可止，咳血不易医，喉不停，物毫发必咳，血渗入喉，愈渗愈咳，愈咳愈渗，饮溲溺则百不一死，服寒凉则百不一生，血虽阴类，用之者其和阳乎，溲溺虽出至阴，禀纯阳之气，善行血降火滋阴，饮之最妙，其功甚捷，即以阳和阴之义也。

津脱者大汗，气脱者目眊，血脱者色夭，液脱者骨不利，精脱者耳聋。凡此五者，其脉俱虚，此其候也。

观前人治痰立论颇详，但混饮于其中，则难于立法施治，予不揣鄙陋，聊为分析之。痰者病名也，涎之所变也，涎乃脾之液也。脾包胃脘而掩乎太仓①之上，其形宛象马蹄，其涎无可容之地，而即注于胃中，胃即脾之府也，故相通。人无病，其涎但能滋养胃土，浇灌四旁，接顺饮食下行而已。如因气滞不行，或被火燔灼或被湿热熏蒸，即便稠浊凝聚，而化为痰矣，既化为痰，不比涎之尚有真气也，所以饮食入胃，竟沉于下，而吐涎愈多，俨若浮萍木牌之泛于水面耳。

口内通于腹中者，只有二窍，前曰喉，是肺管也。肺下连心，自心而发也。心又一系循脊而下贯于肾，一系透膈而下贯于肝，一系亦透膈而下贯于脾，此五脏藏精而不输泄者也。后曰咽，是食管也，即胃管也。下即贲门，亦透膈而下是胃，胃下有幽门，即接小肠，小肠下是阑门，阑门接大肠及直肠，直肠透肛门，秽从出，阑门之傍哟膀胱，达于前阴而出溺。如此推之，喉之下皆脏也。惟肾亦有，一系通于前阴而泄精，若然则身中出入之窍，只有二路，前则通于脏，后则通于腑。余无相通者，虽云心肺肝

---

① 太仓：胃的别名。本以太仓喻胃，后径称胃为太仓。

肾各各有痰，而又有赤白青黑之分，然皆诸窍悬绝而不相通。今则痰从口出，或咯或吐或嗽，皆从胃中出也，而前管主气，实无别脏津液相通。其曰心痰肺痰肝痰肾痰，以其脏色相类而名之也。所以东垣《脾胃论》中肺之脾胃，心之脾胃，肝之脾胃，肾之脾胃①是也。以气言气则相通也。以形言之则不相通也。胆则附于肝之短叶间，更与诸腑不相通也。

饮是食饮之饮，从外而之内者，因脾虚不能运化，积于胃中，流于肠内，动则漉漉有声，或散于四肢，或淫于肌肉，小便不通而成肿满，是饮之为病也。更有吐苦水者，酸水者，绿水者清水者黄水者皆是外入之水，因脾气衰弱，肺金失养，而肝木自甚曲直作酸，以致幽门锁闭不得下流。故反而上出也。又兼各脏之邪乘之，故有青黄绿色之不同耳，已上数端，当以健脾清湿利水为剂，岂可与痰同一治乎。

诊治寒热大法

阴胜则阳病，阴胜则寒，重寒则热。阳胜则阴病，阳胜则热，重热则寒。阳胜则身热，腠理闭，喘粗为之俯仰，汗不出而热，齿干心烦冤腹满，死能冬不能夏阴胜则寒，汗不出，身常清数栗而寒，寒则厥，厥则腹满，死能

---

① 肺之脾胃……肾之脾胃：语出《脾胃论·脾胃盛衰论》。

夏不能冬。

《阴阳应象论》云：天以阳生阴长，地以阳杀阴藏①。阳气有余，为身热无汗，脉必濇，阴气有余，为多汗身寒，脉必滑。阴阳有余则无汗而身寒，阴阳不足则有汗而身热。

东垣补此句，为病之重者莫大于此，如刀削肌肉，危之甚也，不能久矣。

阴虚血病，昼轻而夜重；阳虚气病，昼重而夜轻；昼夜不安，气血皆病也。

黄帝问曰：饮有阴阳，好饮冷者，冰雪不知寒，好饮热者，沸汤不知热，何也？岐伯对曰：阳盛阴虚，饮冷不知寒，阴盛阳虚，饮汤不知热，故阳盛则补阴，阴盛则补阳②。详此二者皆补虚以配盛。

阴盛阳虚，饮汤而不知热者，当补阳以配阴。阳盛阴虚，饮冷而不知寒者，当补阴以配阳。

丹溪曰：病人觉冷气自下而上者，非真冷也。上升之气，自肝而出，中间挟相火自肝而上，其热为甚，故治火者兼理气也③。

阴虚生内热，阳虚畏外寒。阴虚不能运阳气，无阳气

---

① 天以阳生……阳杀阴藏：语见《素问·天元纪大论篇》。

② 黄帝问曰：饮有阴阳……阴盛则补阳：语出《古今医鉴·痘疹》。

③ 丹溪曰：病人觉冷气自下而上者……故治火者兼理气也：语出《金匮钩玄·气属阳动作火论》。

以和其阴，则阴独治①而为厥。阳虚不能运阴气，无阴气以清其阳，则阳独治而为热。

脾以养气，肺以通气，肾以泄气，心以役气。凡脏有五，肝独不与，在时为春，在常为仁，不养不通，不泄不役，而气常生。

心虚则气入而为荡，肺虚则气入而为喘，肝虚则气入而目昏，肾虚则气入而腰疼。四虚气入脾，独不与，受食不化，气将日微，安能有余以入其虚。

以身之虚而逢天之虚，两虚相感其气至骨，入则五脏伤。

《浮栗经·二气篇》曰：诸泻皆为热，诸冷皆为节。热则先凉藏，冷则先温血②。节止也，沮也，不宜通也。

夏藏宜凉，冬藏宜温，背阴肢末虽夏宜温，胸包心火虽冬难热。饮冷则为内热，饮热则为内寒。喜冷饮而甘美欲多者，邪热欲解也。漱水不欲咽者必发衄也，有瘀血停于内，身热头痛而脉数，犀角地黄汤或茅汤；无寒热者必发狂，犀角地黄汤或桃仁承气汤；甚者抵当汤下，尽黑物为度。

衣服厚暖，则表易招寒，滋味过多，则里易招热。

人之欠者何气使然？曰：卫气昼日行于阳，夜半则行于阴。阴者主夜，夜者卧，阳者主上，阴者主下，故阴气

---

① 独治：张俊英刻本作"独活"，据上下文义，当是。
② 浮栗经……冷则先温血：语见《褚氏遗书·审微》。

积于下，阳气未尽。阳引而上，阴引而下，阴阳相引，故数欠。阳气尽，阴气盛，则目瞑。阴气尽，而阳气盛，则寤矣。

人之哕者何气使然？曰：谷入于胃，胃气上注于肺。今有故寒气与新谷气俱还入于胃，新故相乱，真邪相攻，气并相逆，复出于胃，故为哕。

人之唏者何气使然？此阴气盛而阳气虚，阴气疾而阳气徐，阴气盛而阳气绝。故为唏。

人之振寒者何气使然？曰：寒气客于皮肤，阴气盛，阳气虚。故为振寒寒栗。

人之噫者何气使然？曰：寒气客于胃，厥逆从下上散，复出于胃。故为噫。

人之嚏者何气使然？曰：阳气和利满于心，出于鼻。故为嚏。

人之亸①者何气使然？曰：胃不实则诸脉虚，诸脉虚则筋脉懈惰，筋脉懈惰则行阴用力，气不能复，故为亸。

人之哀而泣涕者何气使然？曰：心者五脏六腑之主也，目者宗脉之所聚也，上液之道也，鼻者气之门户也，故悲哀愁忧则心动，心动则五脏六腑皆摇，摇则宗脉感，宗脉感，则液道开，液道开，故泣涕出焉，液者所以灌精濡空窍者也，故上液之道开则泣泣不止，则液竭，液竭则

---

① 亸（duǒ 躲）：下垂。

精不灌，精不灌则目无所见矣，故命曰夺精。

人之太息者何气使然？曰：忧思则心系急，心系急则气道约，约则不利，故太息以伸出之。

人之涎下者何气使然？曰：饮食者皆入于胃，胃中有热则虫动，虫动则胃缓，胃缓则廉泉开，故涎下。

人之耳中鸣者何气使然？曰：耳者宗脉之所聚也，故胃中空，则宗脉虚，虚则下流脉有所竭。故耳鸣。

人之自啮舌者何气使然？曰：此厥逆走上，脉气辈至也，少阴气至则啮舌，少阳气至则啮颊，阳明气至则啮唇矣。

凡此十二邪者，皆其邪之走空窍者也，故邪之所在皆为不足，故上气不足，脑为之不满，耳为之苦鸣，头为之苦倾，目为之眩。中气不足，溲便为之变，肠为之苦鸣。下气不足，则乃为痿厥心悗。治之奈何？曰肾主为欠，取足少阴肺主哕，取手太阴足少阴，唏者阴与阳绝，故补足太阳泻足少阴，振寒者补诸阳。噫者补足太阴阳明，嚏者补足太阳。眉本蹈，因其所在，补分肉间，泣出补天柱，经侠颈，侠颈者头中分也。太息补手少阴，心主足少阳留之，涎下补足少阴。耳鸣补客主人，手大指爪甲上与肉交者。自啮舌视主病者则补之，目眩头倾补足外踝下留之，痿厥心悗刺足大指间上二寸留之，一曰足外踝下留之。

目视太阳也，非日火不能自照，此离明外光也，乃木火之交肝心之用，神魂之所以受役者也。耳听少阴也，非风气不能自通，此坎暗内景也，乃金水之交，肺肾之用精魄之所以受役者也。此两端者，是皆体实而用虚外感而内应也。

鼻息少阳也，非内气之出则不能接外气之入，此雷风相搏也，金木之交脑髓之用，气脉之所以受役者也，乃生死之门乎。口食太阴也，非己之液不能滋外物之味，此山泽通气也，水火之交脾胃之用，肉血之所以受役者也，乃兴败之基乎。此两端者，是皆体虚而用实内感而外应也。

人之目与舌皆有形，而所视所视①者亦有形。鼻惟容气，故所嗅者亦惟气。至于耳则中虚者也，而所听之声亦无迹。事物各以类应也。

夫血少阴也，金也故其气腥。尿太阴也，水也故其气臊。髓少阳也，木也故其气羶。屎太阳也，火也，故其气臭。津隐于舌通于脾，故其气香。

天不足西北，故西北方阴也，而人右耳目不如左聪明也。地不满东南，故东南方阳，而人左手足不如右强也。何以然？曰东方，阳也，阳者其精并于上，并于上，则上明而下虚，故使耳目聪明，而手足不便也。西方，阴也，阴者其精并于下，并于下，则下盛而上虚，故其耳目不聪明，而手足便也。

小心者，自下数上第七节，即肾也与相心通，故曰小

---

① 视：张俊英刻本作"食"，据上下文义，当是。

心。玄府者，乃皮毛间之汗孔也，又名鬼门。汗液色玄，故曰玄府。

腠理者，乃皮肤内之纹理也。

分肉者，乃在腠理中之肌肉也。

膀胱图正讹

经曰：膀胱者，州都之官，津液藏焉，气化则能出矣①。注曰：位当孤腑，故谓都官，居下内空，善受湿气，故藏津液，若得气海之气施化则溲便注泄，气海之气不及则隐闭不通，故曰气化则能出矣。又《灵枢》经曰：肾上连肺，故将两脏，膀胱孤腑也②。《营卫生会篇》曰：下焦者，别回肠，注于膀胱而渗入焉。故水液者，常并居于胃中，成糟粕而俱下于大肠，而成下焦。渗入俱下，脐③泌别汁，循下焦而渗入膀胱焉，是为溺。盖凡食饮之气味入于胃，禀脾运化而胥为湿气，若炊甑④然。薰蒸布濩充拓于郭廓之内，轻清者上而为荣血，为清气，为津液，慓悍者为卫气，浊中浊者传入小肠大肠而为屎，浊中清者渗入膀胱而为溺，未入之前尚是湿气，既入始化而成溺矣。稽古之图，有下口无上口，明渗入而非灌注也，实与小肠不

① 膀胱者……气化则能出矣：语见《素问·灵兰秘典论篇》。
② 肾上连肺……膀胱孤腑也：语出《灵枢·本输》。
③ 脐：《灵枢经·营卫生会》作"济"。
④ 炊甑（zèng 赠）：陶制蒸器。此处指散发的蒸气。

相通。今王冰云有上口而无下口，而王履①云有一胞中，殊属违戾，盖《灵枢》著脏腑纤悉靡遗，如果有胞中，何乃遗此一腑也？经著孤腑可有二乎？余前于嘉靖三十二年适总宪梅林胡公戮倭于东教场，命刽子手取心活之与众将同食，时中军戴翔海居停②予家，因得从刽子手遂一检视，以证畴昔③之惑。果无上口，又无胞居中，但有一管直达前阴而出溺，其精管循腰脊绕大肠之右而合出于前阴，但精管在溺管之下尔。此乃余所目击者，故敢决群疑而证经旨。

---

① 王履：元末医家，江苏昆山人，学医于朱丹溪。著有《医经溯洄集》、《百病钩元》等。

② 居停：寄居。

③ 畴昔：以前。

人镜经附录下卷

运气略

天垂象而无质故主气，地奠形而有质故主运。运者五运也，运金木水火土之精以应乎天；气者六气也，令风火暑湿燥寒之气以布于地。运应乎天，故在上，气布于地，故在下，此天地之气运也。人亦以身应之，以五脏应五运，以六腑应六气。但虚者受邪为病，实者不受邪无病。更须推太过不及平气之年，及正化对化主客之令，详南北政之应否以察脉，论淫胜厥复之理以用药，此运气之始终也。其要略见《绀珠经》①。

运气标本歌：

厥阴、少阴、太阴、少阳、阳明、太阳为标，风木、君火、相火、湿土、燥金、寒水为本。六气之中所见者为中气，每气皆有标本中，而所从各有所宜，乃六气之为病也，此歌发明《内经》之奥旨理趣最优。

少阳从本为相火，少阳标也相火本也，相火代君行令者，此气何以从本，以其标阳本火，标本皆火，所以从本，言病皆相火为之也。

① 绀珠经：综合性医书。二卷。元·李汤卿撰。

太阴从本湿土坐。太阴标也，湿土本也，此气标阴本湿，亦为标本同。所以从本湿土坐者，言病皆湿土为之也。

厥阴从中火是家。

厥阴标也，风木本也，标本不同，故不从标本而从中，以其中见少阳也，少阳相火。故云火是家，言病亦相火为之也。

阳明从中湿是我。

阳明标也，燥金本也，标本不同，故不从标本而从中，以其中见太阴也，太阴湿土，故云湿是我，言病生于湿土也。

太阳少阴标本从，阴阳二气相包裹。

太阳寒水，标阳而本寒，少阴君火，标阴而本热。标本各异，故从本而又从标。言病在标者治其标，病在本者治本，各随其见证也。包裹云者，申上意也，手少阴心火，足少阴肾水，手太阳小肠火，而足太阳膀胱水，阴阳之交错，水火之互根，不与前四气一例也。

风从火断汗之宜。

风乃火之标，火乃风之本，二气皆阳主于表，在表者当汗，所以为宜。

燥与湿兼下之可。

阳明燥湿相兼，燥为秘结，湿为肿满，燥则通其大腑，湿则利其小水，皆谓之下，凡在里者当从下也，万病能将火湿分，掣开轩岐无缝锁。

肝、胆、三焦、包络、心、小肠皆火，脾、胃、肺、大肠、肾、膀胱皆湿，细分在后篇。

寻十二经水火分治。

胆与三焦从火治，肝和包络都无异。脾肺常将湿处求，胃与大肠同湿类。肾与膀胱心小肠，寒热临时旋商议。此四经以寒热分表里，所以无定议。

里寒表热小膀温。

谓里和表实也实邪气也，小肠膀胱属腑，主表温热也，里热表寒心肾炽，谓表和里实也，心肾属脏主里，炽者热之盛也。

十二经最端的，四经属火四经湿，四经有热有寒时，攻里解表细消息，里热表寒宜越竭，即里实表和，邪入腑也。法当下之越，走也竭尽也，表热里寒宜汗释，即表实里和，邪在经也，法当汗之，释谓解也。

湿同寒火同热。

湿与寒同类，火与热同类，寒热到头无两说，六分分来二分寒，寒热中停真浪舌，热寒格拒病机深。格至也，拒抵也。

亢则害承乃制别。亢过极也，害者害其物也，承者下承上也，制谓克胜之也。

紧寒数热脉正邪。此以脉证辨之。

标本求之真妙诀

休治风休治燥，治得火时风燥了。当解表时莫攻里，当攻里时莫解表。表里如或两可攻，后先内外分多少。治湿无过似决川，此个筌蹄最分晓。湿热上甚以汗为，苦温辛甘发宜早。感谢轩岐万世恩，争奈醯鸡笑天小①。

五行之内，水木金土，四行分之则愈少，惟火分之则愈多，可见火之为多也。

天地之数五，而火热居三，可见天地之间热多于寒，火倍于水，而人之病化从可知矣。

亢则害承乃制。

夫制生则化外列盛衰，害则败乱生化大病，其气之来也，既以极而成灾，必以复而得平，物极则反，理之自然也。大抵寒暑燥湿风火之气，木火土金水之形，亢极则所以害其物，承乘则所以制其极。然则极而成灾，复而得平，气运之妙，灼然而见矣。此亢则害承乃制之意，原夫天地阴阳之极，寒极生热，热极生寒，至神不测，有以斡旋宰制于其间也，故木极而似金，火极而似水，土极而似木，金极而似火，水极而似土，盖气之亢极所以承之者，反胜于已也。夫惟承其亢而制其害者，造化之功可得而成也，今夫相火之下水气乘而火无其变，水位之下土气乘而水无其灾，土位之下水承而土顺，风位之下金承而风平，火热承其燥金自无金家之疾，阴精乘其君火自无火家之

① 醯（xī西）鸡笑天小：比喻无知又狂妄的人自以为是。醯鸡：比喻小人物。

候，所谓亢而为害承而乃制者，如斯而已。然此承也，其不亢则随之而已。故虽承而不见，既亢则克胜以平之承斯见矣。

十四经经络略

世人每读《内》《难》等书，凡遇针灸、经络、髎穴等语则甚忽之，皆曰某大小科，某内外科，某司女科，皆非针灸科也，于经络髎穴何与焉？殊不知岐黄问答，专以论经络为主，惟经络一明，然后知脉系何经，病在何经，药宜何经，了然无谬。如古之善射御者，自有得心应手妙焉。假如腹之中行系任脉一经，开两旁系足少阴肾经，又开两旁系足阳明胃经，又开两旁系足太阴脾经，此皆在腹中者。其乳之在上在旁系手太阴肺少阴心厥阴心包络经，又开两旁则在两肋系足厥阴肝经，又肋之后背之旁系足少阳胆经，其脊之两旁两行系足太阳膀胱经。若脊之中行系督脉一经，手之外廉系手三阳经，手之内廉系手三阴经，足之外廉系足三阳经，足之内廉系足三阴经，头乃手足六阳经所会，如耳前后系手足少阳经，颧上下系手足阳明经，两眦旁系手足太阳经，其鼻之上行，仍系督脉一经，又凡名经枝别交会，与夫足三阴皆循喉咙，挟舌本，又足厥阴肝随督脉会于巅，虽未得备陈分寸起止，实乃十四经络之大略也。《内经》所谓分肉者，正指此耳。至于奇经八脉亦皆有起止病患也。假如两肋痛，乃便知其为肝经，不分内外男女大小皆可识症用药，稍近后便知其为胆经，则又当随症加减矣。由此言之，则凡十四经所在皆可类推矣。若不明得经络髎穴，何以知其为何经受病，宜用何经药饵。昔人有言曰，不识十二经络，开口动手便错。详载前图。

夫十二经自手太阴肺起，至足厥阴肝皆一统也，其中手足经相贯者，惟手阳明大肠与足阳明胃相贯，手太阳小肠与足太阳膀胱相贯，手少阳三焦与足少阳胆相贯。

所以胃有病而大肠亦病，胆有病而三焦亦病，小肠有病而膀胱亦病也，是同经同气而感也。

其余诸手足经，皆有别经间隔，不能相亲，故不贻累也。诸经正脉详见于《人镜经》图中，其支别图不能尽，但引一系未究其的，今特载经别使人尽知其互根矣。

足太阳之正，别入于腘中。其一道下尻五寸，别入于肛，属于膀胱，散之肾，循膂当心入散，直者从膂上出于项，复属于太阳，此为一经也。

足少阴之正，至腘中，别走太阳而合，上至肾，当十四椎，出属带脉，直者系舌本，复出于项，合于太阳。此为一合成以诸阴之别，皆为正也。

足少阳之正绕髀入毛际，合于厥阴，别者入季胁之间，循胸里，属胆散之，上肝贯心，以上挟咽出颐颔中，散于面，系目系，合少阳于外眦也。

足厥阴之正，别跗上，上至毛际，合于少阳，与别俱

行。此为二合也

足阳明之正，上至髀，入于腹里属胃，散之脾，上通于心，上循咽，出于口上頞頔，还系目系。合于阳明也。

足太阴之正，上至髀，合于阳明，与别俱行，上结于咽，贯舌中，此为三合也。

手太阳之正，指地别于肩解，入腋走心，系小肠也。

手少阴之正，别入于渊腋，两筋之间，属于心上走喉咙，出于面合目内眦，此为四合也。

手少阳之正，指天别于巅，入缺盆，下走三焦，散于胸中也。

手心主之正，别下渊腋三寸，入胸中，别属三焦，出循喉咙出耳后，合少阳完骨之下，此为五合也。

手阳明之正，从手循膺乳，别于肩髃，入柱骨，下走大肠，属于肺，上循喉咙，出缺盆合于阳明也。

手太阴之正，别入渊腋少阴之前，入走肺，散之太阳，上出缺盆，循喉咙，复合阳明，此六合也。

十二经皆有动脉，独取寸口以决五脏六腑死生吉凶者。盖寸口乃手太阴肺经之脉太渊也，为脉之大会，又为诸经之始终故耳。其或寸口无脉，各脏腑证异难明，或将危殆，即可于诸经动脉诊之以定吉凶。

十二经动脉图说

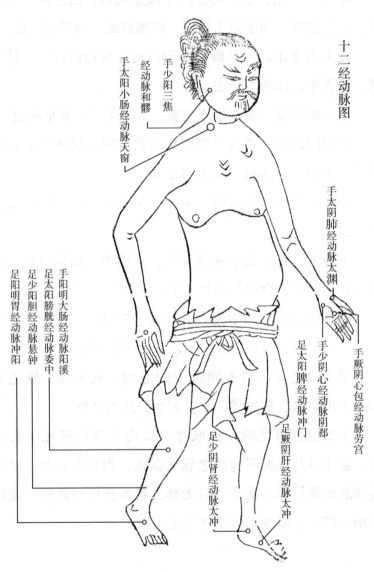

十二经动脉图

手少阳三焦经动脉和髎

手太阳小肠经动脉天窗

手太阴肺经动脉太渊

足太阴脾经动脉冲门

手少阴心经动脉阴郄

手厥阴心包经动脉劳宫

足厥阴肝经动脉太冲

手阳明大肠经动脉阳溪

足太阳膀胱经动脉委中

足少阳胆经动脉悬钟

足阳明胃经动脉冲阳

足少阴肾经动脉太冲

十二经动脉，或时动时止而不常，惟手太阴为五脏之主，足阳明为六腑之原，足少阴起于冲脉，为十二经之海，故常动不休。

脏腑部位脉法相从说

同化五谷，故胃为脾腑，而脉从脾。同气通泄，故大肠为肺腑，而脉从肺。同主精血，故膀胱为肾腑，而脉从肾。同感交合，故小肠为心腑，而脉从心。同以脉为窍，故胆为肝腑，而脉从肝。

脉法微旨

帝曰：按其脉，知其病，曰神①。扁鹊曰：切脉而知之谓之巧②。巧，工也，去神远矣。两者之言疑，若相庚要其终，各有当也。言巧者，明其指别之工，世人因以为难矣，命曰神，岂容易哉！曾考之经脉有三部九候，复有人迎气口，神门太渊，上竟下竟，在上在下，在关在颠，有后有前，有内有外，有左有右，复在内外三指之下，相去毫厘之近，而主病若千里之远，是可为难别也。然未也，此有定位在，夫巧者位斯分矣，浮之与芤，弦之与紧，滑之与数，革之与实，沉之与伏，微之与涩，软之与弱，缓之与迟，相类而异。脾之虚浮，其候似肺，肾之少浮，其候似脾，其体若同，而其脏实异，抑又何难别也。然犹未也，以其体状在心，谛者体斯分矣，至若强弱长短，大小肥瘦，性之缓急，妇人细人小儿，又

---

① 按其脉……曰神：语出《灵枢·邪气脏腑病形》。
② 切脉而知之谓之巧：语见《难经·六十一难》。

当区别，此但禀受性形异耳。小儿四五岁，脉当八九至，数自不同，又坦然易明者也，常以尤为难者，何哉？以为得如是脉，何以有如是之证乎？假如浮主中风，其理安在？三部所主，又各病异，至于脉之变化，其端非一，不可一言而尽者，若求其理，果难指得，不求其理，是犹按图求马，樀埴索途①，必也达脉之理，因得而造妙点，得于心而应乎手，虽风寒迭至冷热交乘，脉之神异不一变而通之，触类而长之，随其情而察其原，此古之善于脉者也，必屏去俗情凝心于脉，窜寐俯仰不与俗子同域，造次颠沛常在肺心，岂止奠位分体指文语证而已矣。斯欲悟其理则超然神解，和扁之能因兹可致也。切常论之先明乎脉，夫人之有生，天枢开发，气变精移，阴阳交会，胃和脉生，阳气先至，阴气后至，此华佗所谓气血之先者是也。何谓气，何谓血，何谓脉，以经考之，上焦开发，宣五谷味，熏肤充身泽毛，若雾露之溉，是谓气。而气者，主肺以卫乎外，中焦受血于肝，变化而赤，是为血，以荣于中。夫脉者，壅遏荣气，令无所避，同与血主乎心，领气血以先行，使荣卫因之成度者也。经曰：谷入于胃，脉道以通，血气以成②，此之谓也。血为阴，其体濡，无脉以理之，则或聚或散，乌能

---

① 樀埴（dīzhí 低直）索途：指盲人用杖点地探求道路。比喻暗中摸索，事不易成。樀埴：敲地；索：探求；途：道路。

② 谷入于胃……血气以成：语出《灵枢·经脉》。

同灌于内；经气为阳，其体煦，无脉以总之，则或暴或蹶，乌能固卫于外。惟脉也，鼓动将迎，使无太过，使无不及。荣以此行于中，卫以此行于外，或煦于前，或濡于后，出入脏腑，周流经络，如环无端而不竭者，皆由脉也。分而言之，气血与脉，体名不同，合而言之，天真之正气也，故能运气血以先行，荣阴阳，濡筋骨，利关节，而无相间也。方其平时，一呼再动，一息再动，呼吸定息，五动闰以太息，不缓不急，不滑不濇，不有不无，不长不短，不俯不仰，不纵不横。当是之时，血气安静，诸脉无疵，迨及脏腑，所得本脉，浮大而散者，心也；浮滑而长者，小肠也；沉短而弦急者，肝也；弦紧而浮长者，胆也；沉而迟者，肾也；沉实而稍疾，膀胱也；浮短而濇，肺也；浮短而疾，大肠也；浮而迟，脾也；浮缓而稍疾，胃也；沉实而疾，命门也；沉实而稍疾，三焦也。然而风雨寒暑，阴阳喜怒，饮食起居，大惊卒恐则气血分离，阴阳破散，或寒或热，或虚或实，各以形见注于其部，其状不一。脉之纲维多种，其外曰疾、曰急、曰长短、曰轻重、曰大小，有远近，有覆溢，有坚强，有粗有满，有喘喘厌厌、蔼蔼萦萦、连连绵绵，泛而举之类，非一端至。假如以言脉，心精予夺如薪然，肝气予夺如散叶，肾气予夺如泥丸，胆气予不足脉至如涌泉，脾气予不足如颓土之状，十二俞之予不足如悬痈，五脏菀热，寒热独并，肾如偃刀，大肠气予不足如丸滑，小肠气予不足如花及。夫上应四时，有规矩权衡，弦钩毛石之说。肝之平脉如揭长竿，末梢病如循长竿，死如张新弓；心之平脉如连珠，如循琅玕，病啄啄连属，其中微曲，死如操带钩；肺之平脉如落榆荚，病如鸡羽，死如风吹毛；肾之平脉累累如钩，病如引葛，死如夺索；脾之平脉如鸡践地，病如鸡举足，死如鸟之啄，如鸟之距，如屋之漏，如水之流，又如薏苡子，如覆盆，如羽毛中人，肤如指弹石，皆真脏之脉也，非特此也。其象又有如菽豆，如黍米，如葱叶，如蛇行，如虾游，如鱼翔，如悬石，如卷索，如转丸，如霹雳，如银钗股，如循直木，如车盖，如细笑，如羹上肥，如蜘蛛丝，如泻漆之绝，如汤之沸。扁鹊相气口之死如群鸟之聚，一马之驭，系水交驰之状，如悬石之落举。此大略凡以脉道幽微太过不及之甚，非假象则不能明焉。良工学贯天人，旁通物理，脉之微妙，洞彻灵源，故底于圣而希圣，黄帝以为按其脉而知其病，命之曰神，岂不宜哉。

补发内痈脉法

脉数身无热，内有痈也，浮数不热反恶寒，若有痛处，当发痈也。

《人镜经》胃脉止见胃脘痈，其肺痈肠痈未备，今续之。肺沉喘咳肺痈生，肺痈实数在寸，肠疽滑数，居关口燥，胸痛隐隐，脉滑数者，此为肺痈也。身有寒热，起居如故，寸脉紧数者，亦为肺痈也。紧去但数脓已成矣，咳嗽喘满，不渴多吐沫，时寒热，其脉微数，风热伤于荣卫，血为凝滞，蓄结痈脓，始萌可救，脓成则死。

小腹肿按之痛时发热小便数自汗恶风，其脉迟紧，肠痈也。洪数则脓已成矣。

五脏动脉亦有可计。

五十动而不止者，身无恙而五脏气全。

四十动而一止者，四岁死而一脏气绝。

三十动一止者，三岁云亡二脏绝。

二十动一止者，二年逝三脏绝。

若其十动一止者，必然死在中岁。

视人之目窠上微肿，如新卧起状，其颈脉动时咳，按其手足上窅①而不起者，风水肤胀也。

尺肤滑以淖泽者风也，尺肉弱者解㑊，安卧脱肉者寒热不治。尺肤滑而泽脂者风也。

尺肤涩者风痹也，尺肤粗如枯鱼之鳞者水泆饮也，尺肤热甚脉盛躁者病温也，其脉盛而滑者病且出也，尺肤寒其脉小者泄少气，尺肤炬然先热后寒者寒热也，尺肤先寒久持之而热者亦寒热也，尺炬然热人迎大者当夺血，尺坚大脉小甚少气悗有加立死，鱼上白肉有青血脉者胃中有

---

① 窅（yǎo 咬）：凹陷。

寒，肘所独热者腰以上热，手所独热者腰以下热，肘前独热者膺前热，肘后独热者肩背热，臂中独热者腰腹热，肘后粗以下三四寸热者肠中有虫，掌中热者腹中热，掌中寒者腹中寒。

释褚氏平脉 辨刘氏咨脉说

有齐褚侍中①遗书十篇，发挥人身中造化之秘，明白要约，殆无余蕴，所著受形、本气、津润、分体、精血、除疾、审微、辨书、问子等篇，前贤采取，分布诸书久矣，独平脉一篇，反见咨议，岂诸篇皆是，而此篇特非欤？近览执斋咨脉，于男脉谓其察于理而得其要，女脉未免惑于人而不察于理也，男女四肢百骸无不同者，何至脉之相反如此哉？愚谓群言淆乱质诸经，遂考《难经·十九难》曰男脉在关上，女脉在关下，男之顺，女之逆也。夫曰男脉在关上者寸也，即褚氏男子阳顺，自下生上起于右尺微渺之气，而终于左寸火旺之位，故其脉盛。女脉在关下者，尺也，即褚氏女子阴逆，自上生下起于左寸微渺之地，而终于右尺火盛之区，故其脉强。又考王叔和《脉经摘要赋》云男寸常盛，女尺常盛，非此一端有异，当知六部皆更，正合褚氏所定女脉之位，迥与男子不同，不可一例而诊也。再考高阳生脉诀，女

---

① 褚侍中：褚澄，南齐人，撰有医论著作《褚氏遗书》。

人反此背看之，亦本男顺女逆，关上关下之旨，由其阴阳易位，不得与男子同诊，故曰背看之也。合三书而会同之，正见褚氏至当不易之论，而何为咨议之耶？且男女阴阳禀受大不相同，岂容无辨阳顺阴逆，阳施阴受？男子负阳而抱阴，女人负阴而抱阳，入水有伏仰之分，此其验也。男得父精为本而成男，女得母血为本而成女，其禀又不同也。夫肢体耳目口鼻大约皆同，然而男具髭须，女垂双乳，男子玉茎挺出而睾丸垂之，女子阴庭庭孔内陷，而子宫血室深藏，亦异也。夫血气津液精脉，六者男女皆有，何以男子用精，女子用血，天所赋也。且其病患，男怕泻，女怕吐，又殊也。男子骨色纯白，妇女骨色淡黑，男子髑髅骨，自项及耳至脑后，共八片脑后横一缝，当正直下发际，别有一直缝，妇人只六片，脑后横一缝，当正直下则无缝。左右肋，男十二条，八长四短，女十四条，八长六短。手脚骨各二段，男左右手腕及左右臁𬇙骨边，皆有捭骨，女无之。尾蛆骨若猪腰子，仰在骨下，男子者缀脊处凹，两边皆有尖瓣，如棱角，周围七窍，妇人者其缀脊处平直，周布六窍。《内经》著骨度之异，纤悉靡遗，男女之分，天壤悬绝，而脉独无异乎？且妇人有月经，有胎孕，与男子不伦。脉道精微，出于天巧，褚氏乌得以私异，而时辈奚容以强同，况其议论往往出人意表，曰贵人富室治不类乎贫穷，寡妇尼姑疗难同乎妻妾，所以豫章王夙病立愈之①，与活虢太子②无异也。识李道念奇疾于色脉之间③，与见脏腑之症结④无异也。建平王⑤难子，自与褚氏连姻，戚畹处治连生六男，真与古之神医不相上下。侪辈⑥何以不能信从，则以沿袭之。久而不知改辙故也。予陟⑦观之，亦觉抵牾⑧，比尔精思考究，乃得坦然。夫《难经》，医之祖也。叔和，脉之经也，高阳生《脉诀》⑨家传人诵，同符默契，不一而足，能不信乎？世方斥高阳生之为谬言，而遂信男女脉之无辨，视褚论若赘疣，此石之所以镌之而复殉之也，欤夫！褚氏之镌诸石者何意？而殉之者何心？吾想其镌之者曰：吾之身有尽而石常存，吾之骨可朽而砇⑩不朽，独得见，惟恐不与石俱传。想其不见信于

---

① 豫章王夙病立愈之：《南齐书》记载，豫章王感疾，太祖召澄为治，立愈。豫章王萧综，梁武帝萧衍的第二子。

② 活虢（guó 国）太子：指扁鹊医术高超，使患尸厥的虢国太子起死回生。

③ 识李道念奇疾于色脉之间：《南史》记载，李道念病已五年，吴郡太守褚澄诊之。

④ 见脏腑之症结：《史记》记载，长桑君饮以上池之水，尽见脏腑症结。

⑤ 建平王：南朝宋文帝刘义隆的孙子，世袭其父建平宣简王刘宏之王位。与褚氏家族联姻。

⑥ 侪（chái 柴）辈：同辈。

⑦ 陟（zhì 至）：由低处向高处走。此处有"进而"之意。

⑧ 抵牾（wǔ 五）：抵触。

⑨ 脉诀：五代·高阳生假托王叔和之名而著。流传较广但言辞鄙俚。

⑩ 砇（mǐn 敏）：像玉一样的石头。

人也，曰吾徒竭平生之心思，而一无尝①音，宁殉于石而不悔也，萧叔②常鲁出之矣，曷为而亦殉之，吾恐萧之殉未必非褚之殉也。今幸有丁学士剖之阐之，郡伯马公遍访而得之，珍若拱璧，予乃从而发挥其秘，极力揄扬，而犹叹世之无赏音也。抑或以脉之异，遂并各经见证，药饵施治悉皆倒置而攒求之无门耶，不知男女之脉虽殊而依经之审证如旧，两手之部分革易而五脏之补泻不殊，善诊者，指下消息之，一反手之易也。吁，予今之剖析，词繁而信心自若，其将如褚萧之殉石矣，如丁马之拱璧矣。

夫建溪余希孟云：男女左右之先后，盖体具阴阳顺逆尔。歌曰：曾闻男女脉不同相反，只在寸尺中，男子尺弱而寸盛，女子寸弱而尺隆。

此论亦默《难经》叔和之旨，而与褚氏暗合矣。

内　景

前贤于人身之外景，注释经络部分重见叠出，而略于内景。华佗虽有《内照图》，然亦有难辨而未晰者，余悉取内景所有之名目而品列之，自气管以下在前者，联络皆脏，自食管以下在后者，联络皆腑。其有不相联

---

① 尝：据上下文义，疑为"赏"。

② 萧叔：春秋时期宋国贵族。晋景公使郤克伐齐。齐败求平，郤克不许，提出"必得萧同叔子为质"。

络而附著于别脏者，亦释明之如下，欲使学者易于考镜焉。

　　口之上下谓之唇，名曰飞门，言其动运开张，如物之飞来也。口内居者是舌，舌乃心之苗，其舌本更兼脾肾二经，舌下隐窍曰廉泉，舌动而津液涌出，穴在结喉下。其上下齿牙为户门，虽属手足阳明经，其本又从肾，生肾主骨，故曰齿者骨之余。其喉上如小舌而垂下者曰悬膺①，乃发声之机也。又有会厌居吸门之上，如大钱样，为声音之关，薄则易于起发，音出快而利便，厚则起发迟，音出慢而重言。项前硬管谓之喉咙，主气即肺管也。下即肺，肺为相傅之官，形如华盖，六叶两耳，上有二十四孔，附著于脊之第三椎，主藏魄，重三斤三两。心则居其中，心者君主之官，形如未敷莲花，中有七窍三毫，附著于脊之第五椎，其位在前，主藏神，重十二两，藏精汁三合。心旁近胃脘处有蔓脂，为心包络，下另有膈膜一片，周围着脊，遮隔浊气不使上熏心肺，经曰：膻中，为气之海②，清气所居之地。谓之上焦主持呼吸而条贯百脉者。心发四系，一系上连于肺，一系循脊从右而透膈通于肝。肝者，将军之官，谋虑出焉，如木甲拆之象，凡七叶重四斤四两，附著于脊之第九椎，主藏魂，其位在右，其治在左。胆即系于其中，胆者，

---

　　① 悬膺：据上下文义，疑为"悬雍"。
　　② 膻中为气之海：语出《灵枢·海论》。

中正之官，决断出焉，重三两三铢，盛精汁三合，又谓之青肠，一系近左而透膈入脾。脾为仓廪之官，形如马蹄，掩于太仓之上，附著于脊之第十一椎，其位在中，主藏意与智，重三斤三两，广三寸长五寸，有散膏半斤，主裹血而藏荣，一系循脊直下而通于肾。肾有二枚，形如豇豆，色紫黑而曲附于脊之十四椎，其位在后，两旁脊筋间，其外有膜裹内，色淡白，主藏精与志，左为肾，右为命门。此言五脏相通，皆本于心而发也。喉咙后管名曰咽门，咽者，咽物也，胃脘也，又谓贲门，以下透膈乃太仓。太仓，胃也，胃为仓廪之官，为水谷之海，重二斤十二两，纡曲屈伸，长二尺六寸，大一尺六寸，径五寸，容谷二斗水一斗五升，又谓之黄肠。脾司转运之职，胃为受纳之腑，主腐熟水谷，合变化乃为中焦。胃之下口即幽门也，幽暗隐秘之处，水谷由此而入小肠。小肠为受承之官，化物出焉，重二斤十四两，长三丈二尺，广二寸半，径八分，分之小半左回叠十六曲，容谷二斗四升水六升三合，合之大半谓之赤肠，阑住水谷，主泌别清浊，故曰阑门。清者渗入膀胱，膀胱者与小肠脂蔓相联，有下口而无上口，其管直透前阴出溺，以其内空善受湿气，湿气入始化而为溺，为州都之官，津液藏焉，气化则能出矣。重九两三铢，纵广九寸，盛溺九升九合，谓之黑肠。其小肠浊秽传入大肠，大肠为传导之官，变化出焉，又名回肠，当其右回叠积十六曲，盛谷一斗水七升半，重二斤十二两，长二丈一尺，广四寸半，径一寸五分，二腑咸禀下焦决渎之职。传导其滓秽从直肠而出纲门①，如人元气损败则肛门弛而不收，死则魄亦从此而去，故曰魄门。此言六腑亦统一源而发也。

脏腑有相合者，有不相合者，有大相悬绝者。脏与脏交者，心肺也。腑与腑合者，胃与大小肠也。脏腑相合者，肝胆也，脾胃也。大相悬绝者，肾也。膀胱虽附于小肠之旁，而非通贯者也。口本一而有二窍者，前则喉管，后则咽管，喉则通脏而出入者气，咽则通腑而出入者食。一玉茎也，亦有二窍，上则溺管，下则精管。妇人窍漏之内，亦若男子有二管，但隐而不出，其溺管在上，如常小解，或病淋浊，皆从上管而出，行经崩带遗泄皆从下管而出。妇人下管又名廷孔，血室子宫皆其异名，知此则治淋浊泄崩带，不同一源矣。

夫五脏皆起于心，而著于脊者，不辨而明。其左右中前后之位有不定者何也？如心本前而居前，肾本后而居后，脾本中而居中，皆自然也。惟肺居最高之分，而位在左，其用又在右者，何也？盖其气禀西方庚金，收敛肃杀之义，故其治在西。肝虽居于右，而其气禀东方甲木，生长发育之仁，故其治在东。此又不可不知。

---

① 纲门：据上下文义，应为"肛门"。

五脏所属病症

肝病则胃脘当心而痛，上支两胁膈咽不通，饮食不下，甚则耳鸣眩转不识人，善暴僵仆，里急缲戾，胁痛呕泄，令人喜怒。虚则目无所见，耳无所闻，善恐如人将捕之状，胁下坚胀寒热，腹满不食，筋挛节痛，爪甲枯而色青，脉沉细而滑。实则胁下痛寒热，心下坚满，气逆头眩，颈直背张，筋急目赤，颊肿耳聋，善怒，脉浮大而数。肝绝汗出如水，恐惧不安，伏卧四肢乏，目青如盲，面赤，舌卷苍黑，泣下八日而死。筋绝爪甲青，呼骂不休，九日而死。怒气伤肝，为呕血飧泄，煎厥薄厥，胸满胁痛，食则气逆而不下，为喘渴烦，为消瘅肥气，目薄盲，耳暴闭，怒则其气逆，悲胜怒，病怒狂者，不可与食，气衰则愈，铁落水饮之。肝胆虚主病寐而不睡，两目昏暗，时泪下，视物不明，见黑花，四肢弱，筋脉急惰，指节无力。实则气壅，其候肩项拘急，头皮痒痛，目赤，筋骨痛，四肢倦，不思饮食。

心病则胸中热，嗌干，右胠满，皮肤痛，寒热咳喘，惊恐狂妄，一切血证，胸中痛，胁支满，膺背肩胛间痛，两臂痛，其则胸腹大，胁下与腰背相引而痛。虚则心腹暴痛，心膈胀满，唾滑涎多，惊梦飞，舌本强，脉虚浮。实则心神烦乱，面赤，心热手足燥热，口舌生疮，咽燥头痛汗出，喜笑，脉洪实。心绝肩息四盼，目直掌肿，狂乱心闷热，一日死。喜伤心为笑，毛革焦，阳气不收，甚则狂。惊伤心为乱，为潮涎目瞏①，吐痴痫，不省人事，惊则其气散，习胜惊，心虚夜梦心悸，健忘神思不爽快。实则主脚手心热脸赤，两目眵粘，睛痛赤，口干咽燥，昏睡涎唾，睡中惊惕，生疮口臭唇焦。脾病则胕肿骨痛，阴痹腰脊头项痛，大便难，积饮痞膈，霍乱吐下，飧泄肠鸣，脾热所生。虚则四肢不举，饮食不化，吞酸不下，食则呕吐，腹痛肠鸣溏泄，脉沉细而弱。实则心胸烦闷，口干身热，颊肿体重，腹肠善饥，善瘕，甚则舌根肿，口内生疮，梦见歌乐，四肢怠惰，脉紧实。脾绝口冷足肿胀，泄不觉，面浮黄唇反，十二日死。胃绝口噤唇黑，四肢重如山，不能收持，大小便自利无休息，食不入七日死，又舌强语涩，转筋卵缩，牵阴股痛，不食膨胀满，水泄不卧。思伤脾为气结，为不眠，好卧昏瞀，三焦痞塞，咽喉不利，呕苦汁，筋痿白淫，不嗜食，思则其气结。脾胃虚，主皮肤发冷，四肢或微肿，烦躁多唾。脾胃实主生疮昏睡，涎唾浓稠，四肢怠惰，皮肤如粟，瘾疹瘙痒，粪结或下粪多，食易饥，口气臭呕逆，手足冷。

　　肺病则骨节内变，左肱胁痛，寒清于中咳逆鹜溏，心胁满，引小腹，不可侧，嗌干，面尘脱色，丈夫癩疝，妇人小腹痛。实则咳逆，肩背痛。虚则少气，不能以息，耳

---

① 瞏（qióng 穷）：眼睛直视。

聋咽干。悲伤肺，为阴缩筋挛，肌痹脉痿，男子数溲，女人为血崩，酸鼻辛泣则痹麻，悲则其气消，喜胜悲，虚则语嘶，用力掉颤，少气不足以息，耳聋咽干，咳喘，鼻清涕，恐怖，脉沉缓。实则胸膈满，上气咳逆，咽不利，鼻赤口张，饮无度，痰粘，肩背痛，脉不上不下。肺绝口如鱼口，气出不快，唇反无纹，皮毛焦，三日死。又鼻孔开而黑枯，足满，泄不觉，喘而目直急，短气。大肠绝则泄利无度，六日死。肺虚主面色㿠白，咳嗽涩唾，疲瘁气促，口无味，肢寒喉痹，唇痹无色，饮食少，胸痞不快。肺实主面赤唇焦，头皮四肢痒，痰涎胶粘，咽喉不利，鼻塞不闻香臭，无味，头疮出，后热粪燥，或胫肿皮肤热，疮或发作寒热。大肠冷虚，肠鸣泄利吐逆，手足冷。大肠热则粪结，皮肤痒。肾病主腰腿痛，大关节不利，屈伸不便，腹满痞坚痳汗。虚则腰背切痛，不可俯仰，足胫酸，手足冷，呼吸少气，骨节痛，胸中痛，大小腹结痛，面黑耳鸣，小便数脉，浮细而滑。实则舌燥咽干肿，心烦胸膈痛，喘嗽小腹满，腰强痛，身重，足下热小便黄，腹胫肿胀，泄盗汗。恐伤肾，为气不行，恐则气肱，思胜恐，肾虚盗汗梦交，齿脱落。实主牙痛，头皮肩项肿痛及脚心痛，腿肚生疮，龈肿或鲜血，目热泪，小便涩痛。绝便赤涩，耳干下血，舌肿足肿，齿浮目盲，腰似折，汗如水，面黑发无泽，又阴缩腿筋痛，两胁胀，六日死。

骨绝腰脊痛，不可反侧，五日死。

凡本脏病用本经证药治之。虚者正气夺，则虚宜补之。实者邪气盛，则实宜泻之。

中风不治症

发直摇头，口吐沫，目上窜，面赤如妆，汗缀如珠，或头面青黑，痰声如雷声如拽锯。若眼闭手撒，鼻鼾口张，遗尿不知，此五者为五脏绝，皆不治。但见一症犹或可救，心肾绝尤难治也。若动止筋痛，无血滋筋，曰筋枯不治。

审察病机 无失气宜

邪气各有所属也，当穷其要于前；治法各有所归也，当防其差于后。盖治病之要，以穷其所属为先，苟不知法之所归，未免于有差尔，是故疾病之生，不胜其多，要其所属不出乎五运六气而已，诚能于此审察，而得其机要，然后为之治，又必使之各应于运气之宜，而不至有一毫差误之失，若然，则治病求属之道，庶乎其无愧矣。《至真要大论》曰：审察病机，无失气宜①。意蕴诸此，尝谓：医道有一言而可以尽其要者，运气是也。天为阳，地为阴，阴阳二气各分三品，谓之三阴三阳，然天非纯阳，而

---

① 审察病机无失气宜：语见《素问·至真要大论篇》。

亦有三阴，地非纯阴，亦有三阳，故天地上下，各有风热火湿燥寒之六气，其斡旋运动乎两间者，又有木火土金水之五运，人生其中，脏腑气穴亦与天地相为流通，是知众疾之作，而所属之机无出乎是也。然则医之为治，当如何哉？惟当察乎此，使无失甚宜而后可，若夫诸风掉眩，皆属肝木，诸痛痒疮，皆属心火，诸湿肿满，皆属脾土，诸气膹郁，皆属肺金，诸寒收引，皆属肾水，此病属于五运者也。诸暴强直皆属于风，诸呕吐酸，皆属于热，诸躁扰狂越，皆属于火，诸痉强直，皆属于湿，诸涩枯涸，皆属于燥，诸病水液澄彻清冷，皆属于寒，此病机属于六气者也。夫椎病机之察虽曰既审，而治病之施亦不可不详，故必别阴阳于疑似之间，辨标本于隐微之际。有无之殊者求其有无之所以殊，虚实之异者求其虚实之所以异，为汗吐下，投其所当投，寒热温凉，用其所当用，或逆之以制其微，或从之以导其甚，上焉以远司气之犯，中焉以辨岁运之化，下焉以审南北之宜，使大小适中，先后合度，以是为治，又岂有差殊乖乱之失耶？又考之《内经》曰治病必求其本①，《本草》曰欲疗病者，先察病机，此审病机之意也②。《六元正纪大论》曰无失天信，无逆气宜，《五常政大论》曰必先岁气，无伐天和，此皆无失气宜之意也，故《素问》《灵枢》之经，未尝不以气运为言，既曰先立其

---

① 治病必求其本：语出《素问·阴阳应象大论篇》
② 本草……病机之意也：语见《丹溪心法·审察病机无失气宜》。

年，以明其气，复有以戒之曰，病必明天道地理，阴阳更胜，既曰不知年之所以加，气之盛衰，虚实之所起，不可以为工矣，谆谆然若有不能自已者，是岂圣人私忧过计哉？以医道之要，悉在乎此也。观乎《原病式》① 一书，比类象物，深明乎气运造化之妙，其于病机气宜之理，不可以有加矣。《原病式》全文因翻刻而甚讹，予考《灵》《素》悉皆厘正。

治病必求其本论

将以施其疗疾之法，当先穷其受病之原。盖疾病之原，不离于阴阳之二邪也。穷此而疗之，厥疾弗瘳者鲜矣。良工知其然，谓夫风热。火之病，所以属乎阳邪之客，病既本于阳，苟不求其本而治之，则阳滋蔓而难制。湿燥寒之病，所以属乎阴邪之客，病既本于阴，苟不求其本而制之，则阴滋蔓而难图。诚能穷原疗疾，各得其法，万举万全之功可坐而致也。治病必求其本，见于《素问阴阳应象大论》者如此。夫邪气之基，久而传化，其变证不胜其众也，譬如水之有本，故能洊至汪洋浩瀚，沠而趋下以渐大。草之有本，故能荐生茎叶花实，秀而在上以渐蕃。若病之有本，变化无穷，苟不必求其本而治之，欲去深感之患，不可得也。今夫厥阴为标，风水为本，其风邪伤于人也，掉摇而运转腘动而瘛疭，卒暴强直之病生矣。

① 原病式：《素问玄机原病式》的简称。一卷，为金·刘完素所撰。

少阴为标，君火为本，其热伤于人也，疮疡而痛痒，暴注而迫下，水液浑浊之病生矣。少阳为标，相火为本，其热邪伤于人也，为热而瞀瘛，躁扰而狂越，如丧神守之病生矣。善治者，风淫所胜，平以辛凉。热淫所胜，平以咸寒。火淫所胜，平以咸冷。以其病本于阳也。求其阳而疗之，病之不愈者，未之有也。太阴为标，湿土为本，其湿邪伤于人也。腹满而身肿，按之而没指，诸痉强直之病生矣。阳明为标，燥金为本，其燥邪伤于人也，气滞而膹郁，皮肤以皱揭，而诸涩枯涸之病生矣。太阳为标，寒水为本，其寒邪伤于人也，吐利而腥秽，水液以清冷，诸寒收引之病生矣。善为治者，湿淫所胜，平以苦热。燥淫所胜，平以苦温。寒淫所胜，平以辛热。其病本于阴，必求其阴而治之，病之不愈者，未之有也。岂非将以施其疗病之法，当先穷其受病之原也哉？抑常论之，邪气为病，各有其候，治之之法，各有其要，亦岂止于一端而已。其在皮者，汗而发之。其入里者，下而夺之。其在高者，因而越之。谓可吐也，慓悍按而收，谓按摩也。脏寒虚夺者治以灸焫。脉瘤挛痹者治以针刺，血实蓄结肿热者治以砭石，气滞痿厥寒热者治以导引，经络不通病生于不仁者治以醪醴，血气凝滞病生于筋脉者治以熨药。始焉求其受病之本，终焉镯其为病之邪者，无出于此也，噫！昔黄帝处于法宫之中，坐于明堂之上，受业于岐伯，传道于雷公，曰：阴阳者，天地之道也，纲纪万物变化生杀之妙，盖有不测之神，斡旋宰制于其间也，人或受邪生病，不离于阴阳也，病既本于此，为工者岂可他求哉？必求于阴阳可也。《至真要大论》曰：有者求之，无者求之①。此求其病机之说与夫求于本，其理一也。

夏月伏阴在内论

天地以一元之气，化生万物。根于中者曰神机，根于外者曰气，万物同此一气。人灵于物，形与天地参而为三者，以其得气之正而通也，故气升亦升，气降亦降，气浮亦浮，气沉亦沉，人与天地同橐籥②。子月一阳生，阳初动也。寅月三阳生，阳初出于地也，此气之升也，巳月六阳生，阳尽出于地上矣，此气之浮也。人之腹满，地气于此时浮于肌表，散于皮毛，腹中虚矣。经曰：夏月经满，地气溢满，入经络受血，皮肤充实③。长夏气在肌肉，所以表实，表实者，里必虚，世言夏月伏阳在内，此阳字有虚之义，若作阴冷看，其误甚矣。或曰：以手扪腹，明知其冷，非冷而何？前人治暑病，有玉龙丸、大顺散、桂苓丸，单煮良姜与缩脾饮，用草果等，皆行湿热之剂，何吾子不思之甚也。予曰：春夏养阳，王太仆谓春食凉，夏食寒，所以养阳也，其意可见矣。若凉台水阁，大扇风车，

---

① 有者求之，无者求之：语见《素问·至真要大论篇》。
② 橐籥（tuó yuè 陀月）：冶铸所用鼓风吹火的竹器。此处比喻渠道。
③ 夏月经满……皮肤充实：语出《素问·四时刺逆从论篇》。

阴水寒泉，瓜果冰雪，寒凉之伤自内及外，不用温热，病何由安？详玩其意，实非为内伏阴而用之也。前哲又谓升降浮沉则顺之，寒热温凉则逆之，若于夏月火令之时妄投温热，宁为实实虚虚之患乎。或曰巳月纯阳，于理或然，五月一阴，六月二阴，非阴冷而何？予曰：此阴之初出于地下也，四阳浮于地上，燔灼焚燎流金烁石，何阴冷之有？孙真人治生脉散，令人夏月服之，非虚而何？

不治已病治未病论

与其拯疗于有病之后，不若摄养于无疾之先。盖疾成而后药者，徒劳而已，是故已病而不治，所以为医家之法，未病而先治，所以明摄生之理。夫如是，则思患而豫①防之者，何患之有哉？此圣人不治已病治未病之意也。谓常备土以防水也，苟不闭塞其涓涓之流，则滔天之势不能遏；备水以防火也，若不扑灭其荧荧之光，则燎原之焰不能止。其水火既盛，尚不能止遏，况病之已成，岂能治欤？故宜夜卧早起于发陈之春，早起夜卧于蕃秀之夏。以之缓形无怒而遂其志，以之食凉食寒而养其阳。圣人春夏治未病者如此。与鸡俱兴于容平之秋，必待日光闭藏之冬，以之敛神匿志而私其意，以之食温食热而养阴。圣人

---

① 豫：通"预"。事先，预先。《易·系辞下》："重门击柝，以待暴客，盖取诸豫。"

秋冬治未病者如此。或曰见肝之病，先实其脾脏之虚，则木邪不能传。见右颊之赤，先泻其肺经之热，则金邪不能盛，此乃治未病之法。今以顺四时调养神志而为治未病者，是何意邪？盖保身长全者，所以为圣人之道，治病十全者，所以为上工之术也。不治已病治未病之说，著于《四气调神大论》，厥有旨哉。昔黄帝与天师难疑问答之书，未尝不以摄养为先。始论乎天真，次论乎调神，既以发于阴阳，而继之以调于四气，既曰食饮有节，而又继之以起居有常，谆谆然，以养生为急务者，意欲治未然之病，无使至于已病而难图也。厥后秦缓达乎此，见晋侯病在膏肓，语之曰不可为也，扁鹊明乎此，视齐侯病至骨髓，断之曰不可救也。噫！惜乎齐晋之侯，不知未病之理。

明性察理

盖万物莫不有自然之性理，医者，究其良毒就其制，因而疗之也。于是有因其性而为用同相求者，有气为使者，有因其所胜为之制者，有气同相求者，有气相尅而相治者，有气有余而补不足者，有气相感而以意使者，有质同而性异者，有名异而实同者，故蛇之性窜而引药，蝉之性脱而退翳，虻饮血而用以治血，鼠善穿而用以治漏。所谓因其性而用者，如此弩牙速产以发机而不括也，杵糠下噎以杵筑下也。所谓因其用而为使者，如此萍之不沉水可以胜酒，独活不摇风可以治风。所谓因其所胜为之制者，如此麻木名而治风，豆水谷而治水。所谓气相同则相求者，如此牛土畜乳可以治渴疾，豕水畜心可以镇恍惚。所谓因其气相尅则相治者，如此熊肉振嬴，兔肝明视。所谓因其气有余补不足者，如此如鲤鱼之治水，鹜之利水。所谓因其气相感以意使者，如此蜜本成于蜂，蜜温而蜂寒，油本生于麻，麻温而油寒，兹同质而性异也。蘼芜生于芎劳，蓬蘽生于覆盆，兹名异而实同也。若此之类不可胜举。故天地赋形，不离阴阳形色，自然皆有法象。毛羽之类生于阳而属于阴，鳞介之类生于阴而属于阳，空青法木色青而主肝，丹砂法火色赤而主心，云母法金色白而主肺，磁石法水色黑而主肾，石脂法土色黄而主脾，故触类而长之莫不有自然之理也。是则治病之士必明天道地理阴阳，更胜先后入之寿夭生化之期，乃可以知人之形气矣。夫方者，聚类为方之义，又方谓五方走必有方也，用胜各攄其方，且如东方濒海卤斥而为痈疡，西方陵居华食而多頹腄赘瘿，南方瘴雾单湿而多痹疝，北方乳食而多脏寒满病，中州食杂而多九疸食劳中满畹饮吐酸腹胀之病。盖中州之地，土之象也，故脾胃之病最多，其食味居处情性寿夭兼四方而有之，其用药亦杂诸方而疗之。如东方之藻带，南方之丁木，西方之姜附，北方之参苓，中州之麻黄、远志，莫不辐辏而恭尚。故方不七不足以尽方之变剂，不十不足以尽剂之和也。頹音均，大头。腄音垂，又音隆，颈上结骨。

鹿角胶霜论

鹿善养精，交合有度，必在中秋。若蹢其时，则阳物不能舒，阴精不能泄，乃天制之耳，非物所能自节也。在毛虫中为寿物称斑龙，以其性禀纯阳也，其一身气血精华皆发于脑而锐于角，且其解时必在夏至，既解即生，又禀一阴之气，此正阴阳互根，所谓阴中有阳，阳中有阴是也。若论精血之补，以类相从，允为至当，较之金石草木之补大不侔也，故能养血养气，壮阳益阴，生精补髓，乌须黑发，驻颜延年。其茸乃少火之气生发之，渐方长之，质比角功力尤胜，故有斑龙顶上珠之喻，角之始生月余，即坚如石，语生成之迅，无蹢此者。所以大能益血而生精，填髓而坚骨，固气而强志，起痿而扶衰，功效甚捷。用胶者，取其清醇之液炼成，能滋荣血脉，长养百骸；用霜者，取其形质之余，善壮健筋骨，填满精髓，更能燥湿固精。其梦遗滑泄带下，大有功验。制角须取生截者为佳，自解者生气已尽，物极必返，理自然也。生取者必带脑骨，自解者无之，可以辨矣。

玄武胶论

龟善养气，启蛰有时，启则息微通，蛰则息不泄。配位玄武，禀至阴之气而生，乃甲虫中寿物也。专补北方癸水，通灵入心，先圣用以灼下，是贯神明也。用以补心滋肾，养血生精，明眸固齿，乌须黑发，驻颜延年，功力至捷。凡用者，必生取下甲，以其至阴之气聚于下也，色必纯黑乃佳，是合北方正色也。本草名曰败龟板者何？以其已经灼卜故也。既卜之后，更无他用，故曰败龟。有等未谙至理者，取道傍自死浥烂①者为之，非也。夫龟本长生寿物，岂有自死之者。其有死者，非中毒则被伤也，用之反被其毒而有害矣，岂能益人。详之，更当推人物之轻重，不可偏泥于庸俗之语也。夫胶者，乃取清汁煎镕而成也，善通百脉，滋养百骸，功力最大，其渣则为弃物。

若以鹿角龟板二物合熬成胶，名曰二气胶。二气者何？以龟为阴物在川，其甲平，能补阴，鹿阳物在山，其角温，能补阳。火候煎炼，二气浑融。《易》曰："一阴一阳之谓道②"。此胶有焉。是以清不寒而温不燥，和入于群补之中，功力尤迅。有用人参枸杞同熬，名曰龟鹿二仙胶，以人参补元气，枸杞益阴精，性味相济甚为合而成剂，岂曰小补之哉。

服人乳鹿血论

吾辈医羸弱之人，令饮以人乳或饮以鹿血，皆非至当之理，何也？小儿吮乳，吮则不泄元气，是活乳也，所以能肥能胖，易长易大。今乃挤而服之，则元气已去，惟有

---

① 浥（yì益）烂：潮湿霉烂。
② 一阴一阳之谓道：语见《易经·系辞上传》。

死质独存，但能润肠充腹，久则恋膈生痰，何益之有**挤**。挤音济，南之济。

古人有饮鹿**峻**①法，用银管插入鹿之天突穴中吮之，是与元气同过，乃活血也，服之大补，鹿亦不死。今则宰而取血饮之，此亦元气已去，是死血也，不过充肠破血，服之何益？高明鉴之。峻音醉，又音嘴。

药忌歌

人参火病岂为良，泥膈原来有地黄。甘草不宜中满用，骤用苁蓉大便溏。要知五味生虚热，大便如稠禁琐阳。走散真气芎劳是，产后脾虚芍药妨。地榆冷泻尿多忌，新瘟犹疑薄荷汤。柴胡实热宜多用，若还虚热用何祥。草龙胆多溺不禁，苦参峻补气不扬。上焦无病防风忌，夜卧之时远芥姜。多服葛根伤胃气，病非厥逆附子亡。乌头踯躅并狼毒，侧子天雄性最狂。黄芪若苦令人瘦，须将甘者用之良。无病发渴嫌半夏，金星草忌老人尝。三棱荸荠虚人胃，旋覆花宜气体强。甘遂利水宜酙酌，干苔久服颜须苍。动气白术切要忌，汗多苍术不宜长。红蓝花性多破血，蓬莪术亦相颉颃②。猪苓泽泻专行水，肾虚赤茯势转猖。牵牛性猛脱元气，钩吻何人敢入汤。体弱年高常山忌，蜀漆令人吐断肠。山萸带核滑精

---

① 峻（zuī 最）：原指男孩生殖器。此指雄鹿生殖器。
② 颉颃（xié háng 斜杭）：谓不相上下。

髓，吴茱过剂亏元阳。伤阳又有诃黎勒，亏阴更有龙脑香。气虚不宜过厚补，纵遇膨脝①用酌量。瘦瘠侵精茶所害，人无寒积巴豆殃。川椒频食人乏气，闭目食之人多僵。麒麟竭多引脓甚，诸虚弗与瓜蒂尝。雷丸久服成阴痿，榧子多唊能滑肠。芫花无积不可用，大黄寒者不宜方。地黄避铁缘消肾，多用之时胃气妨。佛耳草多伤眼目，梧桐泪服吐肝肠。脏寒麦门须禁服，橘红单服胃亏伤。杏仁虽好能泻气，小便利者滑石荒。大戟威灵损真气，青皮枳壳性同行。久服虚人赤小豆，芫花射干及麻黄。葱能发散昏神气，韭利病人昏眼光。大蒜引痰不可过，胡椒走气莫多尝。中满之人枣莫食，水气之人栗转伤。梅仁损齿伤筋骨，石榴伤肺转痰长。金疮乳妇梨难食，小儿切勿与甜糖。芝麻不与脾相合，粟谷劫疾如剑芒。大麦救饥能消肾，酒多热毒成膏肓。软筋损齿无如醋，中焦呕吐忌饴糖。琥珀本能利小便，血少水涩用之戕。辰砂炼服终成疾，钟乳性悍莫能当。朴硝硫黄效即止，咳嗽水气盐难康。卤盐过服人必坏，石膏冷胃休轻将。硇砂杀人烂肠胃，大毒祸莫及砒霜。更有矾石法当禁，熊脂入口痼疾彰。痘家余毒宜犀角，无毒血气必须扬。发病多因食羊肉，阴虚犬肉反生阳。妊娠兔肉固所忌，雀卵吞之尤不臧。猪肉引风宜减食，虾蟆发湿谁知

---

① 膨脝（péng hēng 朋亨）：腹部膨大貌。

详。当知鳖肉不宜食，马刀湿中有火藏。水蛭蝱虫极破血，鸠鸽肉如风热囊。服丹石人忌蛤蜊，蛤蜊丹石属参商。花蛇可用须中段，头尾去之一尺长。诸血属火宜少用，无热童便难主张。血余凉血非全补，乳汁滑肠岂堪尝。裩裆须辨阴阳易，粪清阴证用之亡。灵盖治劳兼劫瘵，服之燥烈真难当。河车气脱瘀还在，不知制毒变他殃。药品数多难尽识，姑书要略备其忘。裩公魂切，乃裤也。裆音当。瘵侧卖切，音姜。

戒 忌

《素问·天真论》中首以食饮有节，起居有常，不妄作劳为戒，乃示未病者如此，况于有病者乎？比见富贵之人，肥甘不息于口，裘帛不离乎身，昼则劳心劳形，暮则饮酒嗜欲，一旦有疾，遂成内伤，即有饮食不甘而增厌恶，或一二日不餐，上下左右之人特觅珍美爽口之物而侑①进之，是不知肠胃之中遗有粘痰宿垢停蓄于其间，故不喜食也。虽不食亦无害，设使脏腑清洁，岂有不思食者？若强进一分则增一分之苦，诸头痛发热、眩晕烦躁、遍体酸疼、呕吐哕逆、喘胀腹满咳嗽、嘈杂吞酸、惊悸怔忡、寒热往来、盗汗遗泄、滞下注泻、胸腹胁脐作痛、大小便不通等症，日不能安，夜不能寐，百般苦楚，一身受之，谁可分替，医者恨不能一时撮去，岂为药之不灵而设

---

① 侑（yòu 又）：劝人吃喝。

多端戒忌也耶？详推以上诸症，悉是内伤为患，故不得不归重于此尔。先哲云：肉气胜则碍谷气，谷气胜则碍元气。又云：夫行遇办者必避，食逢鸠者必舍。惧害己也，丽色藏剑，厚味措毒，而不之察也，不亦惑乎？鸠音振。

总 书 目

I

本　草

药征

药鉴

药镜

本草汇

本草便

法古录

食品集

上医本草

山居本草

长沙药解

本经经释

本经疏证

本草分经

本草正义

本草汇笺

本草汇纂

本草发明

本草发挥

本草约言

本草求原

本草明览

本草详节

本草洞诠

本草真诠

本草通玄

本草集要

本草辑要

本草纂要

识病捷法

药性提要

药征续编

药性纂要

药品化义

药理近考

食物本草

食鉴本草

炮炙全书

分类草药性

本经序疏要

本经续疏证

本草经解要

青囊药性赋

分部本草妙用

本草二十四品

本草经疏辑要

本草乘雅半偈

生草药性备要

芷园臆草题药

类经证治本草

神农本草经赞

神农本经会通

神农本经校注

药性分类主治

艺林汇考饮食篇

本草纲目易知录

汤液本草经雅正

新刊药性要略大全

淑景堂改订注释寒热温平药性赋

方　书

医便

卫生编

袖珍方

仁术便览

古方汇精

圣济总录

众妙仙方

李氏医鉴

医方丛话

医方约说

医方便览

乾坤生意

悬袖便方

救急易方

程氏释方

集古良方

摄生总论

摄生秘剖

辨症良方

活人心法（朱权）

卫生家宝方

见心斋药录

寿世简便集

医方大成论

医方考绳愆

鸡峰普济方

饲鹤亭集方

临症经验方

思济堂方书

济世碎金方

揣摩有得集

亟斋急应奇方

乾坤生意秘韫

简易普济良方

内外验方秘传

名方类证医书大全

新编南北经验医方大成

临证综合

医级

医悟

丹台玉案

玉机辨症

古今医诗

本草权度

弄丸心法

医林绳墨

医学碎金

医学粹精

医宗备要

医宗宝镜

医宗撮精

医经小学

医垒元戎

证治要义

松厓医径

扁鹊心书

IV